物質使用障害の治療

多様なニーズに応える治療・回復支援

松本俊彦──編著

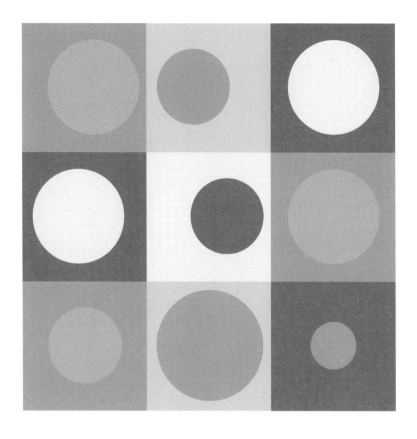

金剛出版

はじめに

　本書は，最近 10 年間に登場し，すでに依存症分野で一定のポジションを確立したと思われる心理療法プログラム，ならびに依存症に関連した重要なトピックを集めたものである。もともとは金剛出版の雑誌『精神療法』におけるリレー連載記事『物質使用障害治療の最前線』に寄稿された原稿である。いずれの章も，誰もがそのテーマ，そのプログラムの第一人者と認めるような第一線級の臨床家・研究者が執筆している。したがって，本書を通読すれば，現在，わが国の医療機関でスタンダードとなっている治療プログラムや治療理念を一望することができるだろう。

　さて，本書のはじめにあたって，編者が本書企画に際して抱いていた思いを述べさせていただきたい。

　すでにさまざまなところで語ってきたように，いまから 23 年前，不本意な人事で依存症専門病院に赴任した当初，編者は非常にうろたえたものだった。まったく言葉の通じない異国の地に迷い込んでしまった感覚にとらわれたからだ。

　当時，編者は精神科医として 5 年目を迎えていた。医学生の頃から精神病理学に憧れ，わからないながらも背伸びして難解な精神医学書に挑戦し，医者になってからも，大学病院を中心に精神科臨床の研修をつづけながら，毎週，力動的精神療法のスーパーヴィジョンを受けてきた。自分なりには真面目に精神医学の勉強をしてきたつもりだったのだ。それなのに，依存症専門病院のカンファレンスで先輩医師やコメディカルたちの口から飛び出す言葉が，皆目見当

がつかなかったのだ。そう，例を挙げれば，「12 ステップ」「ハイヤーパワー」「アダルトチルドレン」……いずれも当時の精神医学テキストには載っていない，いかにも秘教的で謎めいた言葉ばかりだった。

　イネーブリングや否認という考え方にも強い抵抗感を抱いたのを，いまでも鮮明に覚えている。患者の治療に行き詰まり，先輩医師に助言を求めたとき，「松本先生は抱え込みすぎ。それってイネーブリングだよ。手を離して，患者の『底つき』を待つ，つまり，ハイヤーパワーにお任せするのも援助者の大切な役割だと思うよ」と忠告されたことがあった。いまだから告白するが，そのとき「患者を見捨てろってことなのか？」と内心憤りを感じたものだった。当時の編者には，「手を放す」とか「イネーブリングをやめる」ということが，単なる「手抜きの塩対応」としか映らなかったからだ。それから，自助グループを拒む態度を指して，「まだまだ否認が強い」と，あたかも患者側に非があるかのような発言を耳にするたびに，「それって自分たちに提供できる治療法のオプションが少ないことを棚上げした，一種の責任転嫁じゃないの？」と腹立たしく感じたものだった。

　しかし，不思議なものだ。多くの依存症患者と出会い，浴びるように臨床経験を積み重ね，自ら依存症者の自助グループに足を運ぶなかで，私は次第に依存症臨床に夢中になり，当初の印象は劇的に変わったからだ。あのいずれの言葉も，自助グループの「先行く仲間」たちが世代を超えて引き継いできた，知恵と経験に裏打ちされたものであることを理解していった。それどころか，今度は，依存症臨床が持つ「秘教性」こそが自身のプライドを支えるものへと変化したのだ。編者は，依存症にかかわらない一般の精神科医が用いる語彙とかけ離れていくのをひそかに喜び，たとえば先輩精神科医から，「依存症分野だけは自分にはどうしてもわからないし，患者も診る自信がないよ」などといわれるたびに，内心，小躍りして喜んだ。あるいは，後輩から「どうしたら依存症の治療ができるようになりますか？　何か読んでおくべき本はありますか？」と質問されれば，「まあ，とにかく依存症専門病院で浴びるように臨床経験を積むことかな」などと，試験直前の受験生に「国語の成績を上げるには日頃からたくさん読書をすることだ」と忠告する嫌味な先輩よろしく，マウンティング的な助言をしていたものだった。

　要するに，当初は不本意に依存症臨床に迷い込んだはずなのに，いつしかそれが自分の看板となっていたのだ。駆け出しの精神科医ならば誰もが「これだけは他の人に負けない」という専門分野を作りたがるものだが，その意味では，編者は比較的早い時期にそうした分野を手に入れることに成功したといえる。そして，自身の「既得権益」を守り，自身の価値を維持するには，多くの精神科医が苦手意識を持ち，手をこまねいている状況は好都合だったといわざるを得ない。

　これは編者にかぎった話ではないはずだ。依存症の治療・支援を専門とする援助者の多くが，表向きは，「ふつうの援助者には理解してもらえないよね」と自身の孤立を嘆き，「もっと多くの援助者が依存症のことを勉強しないとダメだよね」と，周囲の無知を愚痴りながら，実は「自分だけがわかる」という状況を援助者としてのよりどころとしている……そういったところはないだろうか？

　だから，編者はこうも思うのだ。依存症支援が広まらないのは，案外，依存症臨床を専門とする援助者の側にあるのかもしれないと。依存症業界にいると，それこそ「依存症支援」依存症と形容したくなるような，過剰なまでに熱心な援助者にまれならず遭遇するが，そうした人のなかには，依存症臨床との出会いによって低い自己評価が代償され，自分に自信が持てるようになったという人が，案外，少なくない，という気がしないだろうか？　そして，いうまでもなく，編者自身がまさにそうした援助者のひとりである。

　ところが，こうした編者の偏狭な考え方は，いまから16年前，現在の所属機関に勤務するようになって一変した。編者の所属機関は，医師として目の前にいる患者をどう治療するかで終わらずに，たえず国全体の精神科医療と地域精神保健福祉の制度や連携のあり方を考えることをミッションとする施設だ。編者はさまざまな研究活動や普及啓発活動を通じて，あることを痛感するようになった。それは，依存症臨床を専門とする援助者の孤高——あえていわせていただければ，「俺たち／私たちにしかわからないし，できない」という自負——が，依存症患者やその家族を国内のいたるところで医療や支援のネグレクトに遭遇させ，地域のなかで孤立させてきた，ということだ。加えて，依存症

専門援助者の孤高が一般の援助者の依存症に対する苦手意識を醸成し，さらには，「未知」であることの不安や恐怖感のせいで，依存症患者に対する偏見や忌避的感情が肥大化し，結果的に多くの当事者と家族を治療・支援から疎外してきたとはいえないだろうか？

編者は，これではダメだと思った。アルコールや薬物といった精神作用物質が引き起こす弊害は，依存症臨床に限局しない，きわめてコモンなメンタルヘルス問題だからだ。編者自身がこれまでかかわってきた司法精神医療や自殺予防はいうにおよばず，一般的な精神科臨床や心理臨床において遭遇するメンタルヘルス問題に，アルコールや薬物の問題は，それこそ陰に日向に，ときには通奏低音のように潜んでいて，問題を修飾し，複雑化しているものである。

保健・医療・福祉領域の援助者であれば，誰もある程度は依存症への対応方法に通じているべきだ——2006 年に認知行動療法的ワークブックとマニュアルにもとづく薬物依存症集団治療プログラム，SMARPP（Serigaya Methamphetamine Relapse Prevention Program）の最初の試行に際して，編者の脳裏にあったのはまさにそのような認識だった。もちろん，それで依存症患者の治療や支援が完結するなどとは，はなから考えていなかった。そもそも編者は，たとえば認知行動療法のような特定の治療法が患者の人生にとっての一大転換点，あるいは天啓になるなどと考えるタイプではない。さすがに「そんな犬の調教のようなやり方で人が変わるわけない……」とまではいわないものの，治療プログラムで学んだトリガーや対処スキルよりも，案外，治療者の態度や治療関係といった，非特異的な要素の方が重要であると考えるタイプだ。

それでも，構造化されたプログラムやワークブック，あるいはマニュアルが存在することには重要な意義がある。なぜなら，そういったツールがあればこそ，これまでは患者と会うことを躊躇し，恐怖すら覚えていた援助者が，向き合って何か話をしよう，ひとまずかかわってみようという勇気を得ることができるからだ。

こうしたことは編者だけの考えではなかったのかもしれない。実際，最近10 年のあいだに，奇しくも期を同じくして，編者と同様の考えを持つ臨床家や研究者たちが登場し，次々に海外の治療プログラムを国内に輸入したり，独自にパッケージ化されたプログラムを開発したりする動きが活発化したから

だ。いずれのプログラムも，マニュアルとワークショップを重視し，できるだけ効果を検証してエビデンスを作りだそうとする姿勢がある。要するに，「秘教性」を排除し，普及・均てん化の可能性を担保しているという点で，従来の依存症治療とは一線を画しているのだ。

　もっとも，よいことばかりではない。パッケージ化された治療プログラムにはメリットとデメリットがある。メリットをいえば，多くの医療者や援助者がプログラムというツールを介して依存症患者とじかに出会い，それを通じて，これまで未知によって醸成された苦手意識や忌避的感情を緩和することができる。つまり，依存症臨床への入り口を広げる効果がある。しかし当然ながら，デメリットもある。こうしたプログラムが漫然とくりかえされるなかで，時の経過とともに，プログラム開発時の理念や情熱は忘れられ，形骸化した，文字通り「犬の調教」のような単調で殺伐とした治療・支援となってしまう。その結果，長年にわたって自助グループが蓄積してきた知恵や，スピリチュアルな成長やトラウマの癒やし，といった依存症臨床の豊穣さを知らないまま，いわば出口を狭めるどころか塞いでしまって，最終的に，「依存症臨床はつまらない」と決めつけられてしまう危険性をはらんでいる。

　心得ておいてほしいのは，本書で紹介されているさまざまな治療プログラムはしょせんツールにすぎない，ということだ。この点だけはくりかえし釘を刺しておきたい。プログラムなどというものは，依存症を抱えるひとりの人間と出会い，向き合う機会を作るツールにすぎないのだ。ツールは場を提供してくれるが，それ自体で傷ついた心が癒やされるわけではない。その人間が抱える生きづらさを理解し，より本格的な治療・支援へと展開するには，本書で取り上げたプログラムを複数用いたり，構造化されていない個別的なかかわりを行ったりと，患者の多様なニーズに応えるべきテーラーメイドの治療が不可欠だ。

　そして，パッケージ化されたプログラムは，単なる「通過点」にすぎないことも忘れてはならない。このプログラムを用いた支援から，できることなら自助グループや，ダルクをはじめとした，当事者が運営する民間回復施設につなげ，患者がともに生き悩むための仲間を作る機会を増やすべく努めてほしいのだ。そのようにして，患者を「患者」役割から脱出させ，自身の人生を豊穣に

する手助けこそが，依存症の回復支援であると，少なくとも編者は信じている。

　最後になったが，本書刊行にあたってご尽力いただいた金剛出版編集部の梅田光恵氏に深謝申し上げたい。
　本書を契機として多くの医療者，援助者が依存症臨床に関心を持ち，私たちの仲間が増え，依存症臨床が特殊な分野ではなくなる日を心待ちにしている。

2020 年 1 月

編者
国立精神・神経医療研究センター　精神保健研究所
薬物依存研究部　部長
松本俊彦

目　　次

物質使用障害の治療

多様なニーズに応える治療・回復支援

第1章

物質使用障害と
どう向き合ったらよいのか

●治療総論 　　　　　　　　　　　　　　　　　　　　　　　成瀬暢也

はじめに

　わが国の物質使用障害の治療の現状をみると，アルコール依存症に関しては標準化された治療システムが最低限普及しているが，薬物依存症については無きに等しい状況が続いている。特に，覚せい剤などの規制薬物では，中毒性精神病の入院治療が終了すると，依存症の治療を施したり専門機関につないだりされることなく，早々に退院処遇となることが一般的である。

　これまで，わが国の問題薬物は覚せい剤と有機溶剤が主であり，ともに精神病状態を引き起こすことから，精神科医療機関が関与せざるを得なかった歴史がある。ただし，中毒性精神病の治療に終始し，依存症の治療は行われてこなかった。

　2016年6月には，刑の一部執行猶予制度が施行され，覚せい剤事犯者が刑務所から執行猶予期間を残して次々と社会に出てくる。保護観察所で治療的関与を続けることになるが，このような状況にもかかわらず，薬物依存症に取り組む治療機関は一向に増えていない。現在，わが国の薬物依存症の専門医療機関は10余施設しかなく，まったく需要を満たしていない。薬物依存症に関しては，まさに「無医村」的状況が続いていると言っても過言ではない。

　一方で薬物依存症の社会復帰施設であるダルクが，80施設を超えるまでに増加した。このことは，薬物依存症からの回復支援の需要と必要性を示してい

ると同時に，一民間施設であるダルクがその役割を一手に担わざるを得ないわが国の貧困な薬物行政を象徴している。

　アルコール使用障害患者は身体科医療機関から拒まれ，薬物使用障害患者(以下，薬物患者) は精神科医療機関から，さらにはアルコール依存症治療機関からも敬遠されている。このような現状で，物質使用障害の治療の場をいかに確保するかが，重要かつ緊急の問題である。

I　依存症が精神科治療者から嫌われる理由

　物質使用障害，とくに薬物使用障害はどうしてそこまで敬遠されるのであろうか。尾崎ら（2007）は，全国の有床精神科医療機関を対象に薬物関連精神障害の治療に関するアンケート調査を実施している。それによると，薬物患者の治療に消極的な理由として，頻度の高いものから「トラブルが多い」「人格障害合併例が多い」「治療のドロップアウト例が多い」「回復の社会資源が乏しい」「暴力団関係者が多い」「暴言・暴力が多い」「司法対応を優先されるべき」などであった。

　筆者らは，全国の精神科救急入院料認可病棟担当者に対するアンケート調査を実施した（成瀬，2016）。救急病棟には否応なく薬物患者が入院してくることが多い。そこでの薬物依存症患者の治療が困難な理由として，「治療の継続が困難」63.2%，「患者の治療意欲が低い」46.1%，「患者が指示やルールに従わない」46.1%，「患者が暴力的・攻撃的」39.5%，「スタッフの抵抗が強い」35.5%，「治療的雰囲気を悪くする」30.3%などであった。

　治療者が陰性感情・忌避感情を持って接すると，患者は敏感にそれを感じ取り治療は失敗に終わる。逆に，きちんと誠意を持って関わることが「奇跡のような回復」の端緒となることも珍しくない。治療者が患者に対してどのような姿勢で向き合うかが，治療の鍵となる。

　薬物依存症の治療を困難にしている最大の原因は，治療者の患者に対する陰性感情・忌避感情であると考える。初めから陰性感情を持つ治療者が患者と良好な治療関係を築けるはずがない。

　一方で，近年，薬物患者を含めた物質使用障害患者は診やすくなっている。

その理由としては，粗暴な患者や激しい興奮をきたす患者の減少（怖くない），非合法薬物から合法薬物へシフト（司法対応が不要），処方薬患者の割合の増加（処方薬には慣れている），「ふつうの患者」の増加（抵抗感が少ない），「薬物渇望期」概念の導入（入院治療が容易になる），簡便な認知行動療法の導入（誰もが治療できる），薬物依存症者への対応技法（知っていると対応しやすい），などである。薬物患者の最近の傾向として，「攻撃的タイプ」から「引きこもりタイプ」に変化してきている。これに伴って，行動変容が容易ではないという難点はあるものの，粗暴行為や著しいルール違反は明らかに目立たなくなっている。

II　依存症の治療 (成瀬, 2009, 2013a, 2013b)

　依存症の治療は心理社会的治療と薬物療法に大別され（表1-1），前者が主となる。心理社会的治療は，①治療関係づくり，②治療の動機づけ，③精神症状に対する薬物療法，④解毒（中毒性精神病の治療を含む），⑤疾病教育・情報提供，⑥行動修正プログラム，⑦自助グループ・リハビリ施設へのつなぎ，⑧生活上の問題の整理と解決援助，⑨家族支援・家族教育からなる。依存症の特徴を踏まえて，以下のように対応することが望ましい。

1. 治療関係づくり

　依存症に取り組む際に，良好な治療関係を構築することが極めて重要であることは，他の精神疾患と同じである。このことを丁寧に行う。治療者は，依存症患者の特徴を踏まえた適切な対応が求められる。はじめから忌避感情をもった対応は，患者に敏感に察知され，治療は失敗に終わる。

2. 治療の動機づけ

　患者に対して陰性感情をもたず，敬意を持って向き合う。患者の健康な面，前向きな面を十分評価し，「患者がどうしたいか」「どうなりたいか」に焦点を当てた治療目標を設定する。その際に動機づけ面接法や随伴性マネジメントを取り入れると有効である。

表 1-1　わが国の依存症治療

心理社会的治療
1. 集団精神療法
2. 自助グループ（断酒会，AA，NA）
3. リハビリ施設（ダルク，マック）
4. 認知行動療法（動機づけ面接法，認知行動的スキルトレーニング，随伴性マネジメントなど）
5. その他，作業療法，家族療法，運動療法，内観療法，森田療法，SST など

薬物療法
1. アルコール離脱予防（ジアゼパム）
2. 抗渇望薬（アカンプロサート，ナルメフェン）
3. 抗酒薬（ジスルフィラム，シアナミドなど）
4. 随伴する精神症状に対する治療

3．精神症状に対する薬物療法

　物質の渇望自体を抑えることは困難であっても，渇望につながる不安・焦燥感・抑うつなどに対しては薬物療法が有効である。併存する精神疾患の存在の有無を評価し，必要な薬物療法を適切に行う。ベンゾジアゼピン系，バルビツール系などの処方薬依存に注意する。

4．解毒（中毒性精神病の治療を含む）

　中毒性精神病や連続使用などで解毒が必要な場合は入院治療を行う。その際に，後述する「薬物渇望期」について知っておくことは重要である。

5．疾病教育・情報提供

　他の慢性疾患に対して行われる疾病教育・情報提供と同じである。介入ツールとして，プリントなどの資料や小冊子を利用すると関わりやすい。アルコールや薬物に関して，患者は誤った知識しか持っていないことも多い。正しい情報提供が患者の認識を変えることもある。

6．行動修正プログラム

　依存症に関しての個人面接，教育，簡便なワークブックの利用だけでも治療的である。プログラムがあれば治療的関与はやりやすいが，なくても，治療者

が陰性感情をもたずに個別に関わるだけでもよい方向に変わる契機となる。最近，SMARPP などの，ワークブックとマニュアルに基づいた，経験者でなくても治療に取り組める方法が普及している。

7. 自助グループ・リハビリ施設へのつなぎ

自助グループ（AA, NA, 断酒会）やリハビリ施設（ダルク，マック）から面会に出向いてくれる「メッセージ」を利用するか，看護師，ソーシャルワーカーあるいは家族同伴で参加を試みる。回復者と直に接することは，貴重な体験となる。すぐにつながらなくても，接点をもっておくと後に有効なことが多い。家族には，家族の自助グループや家族会を促す。

8. 生活上の問題の整理と解決援助

患者と共同で問題の整理と解決を進めるケースワークが重要である。この問題が大きいと，簡単に治療意欲が頓挫する。患者ができることは患者に，できないことは援助を行う。利用できる社会資源の活用，問題の優先順位にそった対処計画の作成などを，患者の自主性を妨げずに支援する。問題の整理が進むと回復の意欲が高まる。

9. 家族支援・家族教育

治療システムが整備されていないため，家族に負担が集中しており，家族が疲弊していることが多い。家族に対して適切な支援を行うことは重要である。家族の労をねぎらい，家族の状態に応じて望ましい対応を提案していく。ストレス状態が深刻な家族には個別対応から始める。家族が家族会や家族のグループにつながり続けると家族のストレスは軽減し，患者に対して適切な対応ができるようになる（成瀬・他，2009）。

Ⅲ　これまでのわが国の依存症治療の問題点

これまでの，わが国の依存症治療における治療者側の問題点は，表 1-2 のようになる。医療現場ではスタッフの間で次のようなやりとりが行われることが

表 1-2　依存症治療における治療者側の問題点

1. ミーティングへのつなぎが唯一絶対的であった
2. 治療者側の枠に患者を合わせていた
3. 治療枠に適応できない患者は排除された
4. 治療がうまくいかないと原因は患者に帰された
5. 治療者側が提供できる手段は限られていた
6. 患者の動機づけに関係なく一律の治療であった
7. 患者が指示通りに応じないと対決していた
8. 対等な立場というよりは指示的・教示的であった

しばしばみられた。「否認が強いから回復しない」「もっと底をつかないとダメだ」「本人がやめる気にならないと変わらない」「薬物患者は治療が続かない」「もっと痛い目に遭わないとやめられない」「一生回復しないよ」「もう入院させないでください」「また入院させてどうするのですか」などである。一般に依存症患者に対して，「アル中」「ヤク中」として見下していたのと同様のことが，依存症治療従事者にもあったことは否めない。「治療してやっている」というスタンスが見え隠れしていた。これでは治療がうまくいくわけがない。

　依存症治療における「神話」として，原田（2009）が指摘している内容を基に示すと次のようになる。これまで「当然のこと」と治療者に信じられてきた考えが実は何の根拠もなかったことに驚かされる。

①「依存症の治療には『底つき』が必要である！」と言われてきた。治療者は，これを理由に動機づけをせずに患者を放置してきた。しかし，単に援助を断ち切って患者につらい思いを強いる方法にエビデンスはなく非常に危険である。

②「回復にはミーティングしかない！」とも言われてきた。治療者は，これを理由にミーティングにつながらない患者を排除してきた。ミーティングは有効であるが，他にも同等の有効性が認められている治療法がある。

③「自分から治療を受ける気持にならないとダメ！」と言われてきた。治療者は，これを理由に動機づけすることを怠ってきた。また，海外の例を見るまでもなく，強制的な治療であっても適切な治療を受けることにより効果が期待できる。

④「依存症の治療は続かない！」と言われてきた。治療者は，治療中断の原因を患者に帰していた。依存症は慢性疾患である。糖尿病など他の慢性疾患も同程度の脱落率であることが報告されている。治療継続のために治療者側が十分配慮することが求められる。

⑤「何が何でも断酒・断薬をめざすしかない！」とも言われてきた。これをにわかに受け入れられない患者は，治療から排除されてきた。患者に良い方向に変わりたいという思いがあるのであれば，害を減少させる方法（ハーム・リダクション）から試みてもよいはずである。

Ⅳ　エビデンスに基づいた新たな依存症治療

　これまでのわが国の依存症治療は，入院治療を中心として，自助グループやリハビリ施設につなぐことを目的にプログラムが組まれてきた。ただし，容易につながるものではなく，つながることができなければ，それ以上の手立てを持ち合わせていないのが実情であった。そこで，新たに登場したのが認知行動療法的アプローチであり，動機づけをいかに進めていくかが重要な課題になっている。ミーティング至上主義（自助グループ的ミーティングに頼りすぎ）から，エビデンスに基づいた治療へと大きく舵が切られ始めている。現在，認知行動療法的スキルトレーニング，動機づけ面接法，随伴性マネジメントなどを取り入れた治療が導入され，広がりつつある。

　新たな治療の考えでは，「依存症に否認があるのは当然であり，底つきを待つのではなく，動機づけを積極的に行う。その際に，動機づけ面接法や随伴性マネジメントなどを使った介入を行う。治療の中心は認知行動療法的スキルトレーニングであり，患者のハイリスク状況を明らかにして，適切な対処法を身につける。ミーティングは重要であるが，参加できない場合でも使用できる有効な治療手段を積極的に導入する。『依存症は慢性疾患である』という認識に立って，患者が『治療から脱落しないように配慮する』ことが大切である」，となろう。

　具体的な治療モデルとして，現在わが国に取り入れられているのがマトリックスモデル（Matrix Institute, nd ; Rawson et al, 2004）である。米国ロサンゼ

ルスにある，Matrix 研究所が提示・実践している包括的な中枢神経刺激薬依存症の外来治療プログラムであり，アルコール依存症にも有効性が確認されている。治療の有効性に関する豊富なエビデンスがあり，アジアも含め世界各国で取り入れられている。

　マトリックスモデルの特徴としては，治療継続性を重視され，乱用が止まらない責任は患者ではなく，援助者側にあると考える。尿検査はあくまで治療状況を把握するためで，警察には絶対に通報しない。プログラムでは明るく受容的な雰囲気を重視する。ワークブックを用いて具体的な「やめ方」を集中的に身につける，というものである。新たな治療手法として，認知行動療法的スキルトレーニング，動機づけ面接法，随伴性マネジメントがあり，従来から行われていた手法として，家族教育，自助グループ，個別カウンセリング，尿検査（モニタリング）などである。これらを包括的に組み合わせている。このマトリックスモデルを手本として，わが国に適するように開発されたのが，SMARPP（Serigaya Methamphetamine Relapse Preven-tion Program：スマープ）（小林・他，2007；松本・他，2008）である。依存症患者が外来治療から脱落することを防ぐ目的で始められ，勉強会形式なので参加しやすい。経験の浅いスタッフでも，一定の成果を上げられる。医療機関に限らず，どこでも実施可能であり，現在，精神科医療機関，医療観察法病棟，精神保健福祉センター，司法機関，ダルクなどで施行されている。

V　海外で実践されている心理社会的治療
（成瀬，2009, 2013a, 2013b）

　海外で実施されているエビデンスに基づいた治療技法の中から，主なものを取り上げて紹介する。

1.　動機づけ面接法（Miller et al, 2007；Rollnick et al, 2010）
　動機づけ面接法は，ミラーとロルニックによって開発された介入法で，治療への動機づけを高めるための認知行動療法的技法である。「やめたい」「やめたくない」という矛盾点を意図的に拡大し，本人の「やめたい」方向を選択的に

強化する。実際には，変化の方向へ向かう具体的な発言（チェンジトーク）を積極的に引き出す対応を行う。チェンジトークが多ければ多いほどその方向に行動が変化するというエビデンスに基づいた戦略を採るが，傾聴を重視して抵抗への対決を回避するため，否認の強い患者にも有効である。また，指示的で直面化を多用する方法より有効である。専門的な技法であるが，対応の概要やスタンスを知っているだけでも治療的に有用となる。

2. 認知行動療法的スキルトレーニング

　対処スキルトレーニングは，認知行動療法の中心となるものであり，個人に特有の危険な状況を明らかにして，それを回避したり積極的に対処したりする治療技法である。たとえば，薬物仲間や売人からの電話やメール，入手していた環境，繁華街，週末，給料日，ストレスが高まったときなど，自分に再使用が起こりやすい状況を知り，その対処を行う。危険な状況を意識することなくアルコール，薬物を使ってきた行動を，別の適応的行動に置き換える。

3. 随伴性マネジメント

　随伴性マネジメントとは，治療の脱落を防止し，動機づけを維持するための行動療法的技法であり，治療に参加するたびに報酬を与える。報酬が除去されると効果は消失するため，動機づけ面接法を併せて行う。罰と報酬を適切に提示・実行することで効果が得られるが，罰より報酬が人を動かす。

4. 12ステップ・アプローチ

　最初の自助グループであるアルコホーリックス・アノニマス（AA）は，米国で1935年に設立され，現在，世界的に最も普及しているアルコール依存症の治療モデルである。ミーティング参加により，社会的支援を強化し，依存症に対処する方法論を学び，スピリチュアリティへの理解を促していく。回復の経験から得られた多くの知恵と哲学に裏付けられている。AAは組織化されず匿名性を重んじ，個人参加が基本である。薬物依存症者にはNA（ナルコーティクス・アノニマス）がある。

5. コミュニティ強化と家族訓練（CRAFT：Community Reinforcement and FamilyTraining）(Meyers et al, 2013)

　CRAFT は，家族などを介して，治療を拒んでいる依存症患者を治療につなげる認知行動療法プログラムである。直面化などの対立的手法を用いず，患者と良好な関係を築き動機づけを高める。そのために，参加者の心理機能の改善と，受容と共感を徹底したコミュニケーション技術の向上を進める。患者との良好な関係を基盤として患者を治療に惹きつける。

　動機づけの程度による対応を考える場合，トランスセオリティカルモデル（TTM）（Velasquez et al, 2012）が有効である。これは，まだ問題を認識していない「無関心期」，問題に気づいているが行動を起こすことに迷っている「関心期」，行動を起こそうと計画を立てている「準備期」，変化のための行動を起こしている「実行期」，変化を維持するための行動を続けている「維持期」の五つの動機づけの段階に分けられる。患者がどの段階にあるかを評価し，それぞれの段階に適した有効な介入を行うものである。それぞれ異なる動機づけの段階の患者に，一律に同じ治療介入やプログラムを行うことよりも高い効果が期待できる。重要なことは，直面化や対決を排除して，「患者が問題に気づき，変われるという自信（自己効力感）を高めること」である。

　動機づけができている場合は，外来や入院により行動修正を目的とした集団プログラムに導入する。また，同時にダルクなどへの通所や入所，NA などの自助グループへの参加なども積極的に提案する。動機づけが弱い場合は，外来通院の継続を念頭に介入ツールなどを活用し，治療関係の構築，動機づけを進めていく。また，動機づけが難しく治療継続が困難な場合は，家族への働きかけを積極的に行い，家族教育・家族支援に重点を置く。家族が精神的な余裕を取り戻し，自助グループや家族会につながると，患者の動機づけが進むことが多い。

　これらの心理社会的治療を提供する治療者に，共通して求められるスタンスとして，患者に対して敬意を払い，自尊感情を傷つけることなく，対決せずに患者を動機づけしていくものである。

VI　埼玉県立精神医療センターにおける　　依存症の具体的治療

（成瀬，2009, 2013a, 2013b）

　筆者が勤務する埼玉県立精神医療センターでは，上記のエビデンスを踏まえて，具体的な取り組みを行っている。その例のいくつかを示す。

1. 外来での治療継続──「ようこそ外来」の実践

　初診時の対応は極めて重要である。患者が受診に抵抗があったり，強い不安や敵意を持っていたりすることもある。受診前に家族や周囲の人たちから叱責を受けたり，他の機関で門前払いされたりしていることも少なくない。「ようこそ，よく来ましたね」という態度で迎える。

　外来治療を行うにあたって留意することは，①来院したこと自体を評価・歓迎する，②本人が問題に感じていることを聞き取る，③本人がどうしたいか，に焦点を当てる，④薬物使用によって起きた問題点を整理する，⑤依存症についての知識を提供する，⑥依存症は慢性の病気であり治療継続が重要であることを伝える，⑦外来治療が続くよう十分配慮する，⑧必要であれば入院を検討する，⑨家族には苦労をねぎらい家族会・家族教室などへつなぐ，などである。

　加えて重要なのが，覚せい剤使用についての対応である。患者が信頼関係の上に安心して正直に話せることが大切である。また，覚せい剤使用・所持については医療者に通報の義務はない。通報するか否かは医師の裁量に委ねられている。筆者は「再使用は依存症の症状として捉え通報はしない」旨，保障して治療を行っている（成瀬，2012）。これによって，治療関係は格段に深まる。薬物の再使用は，責められるべき「道徳的問題」ではなく，依存症の「症状」の出現あるいは悪化として捉え，どのように対処するかを一緒に考えていく。そのためには，患者が躊躇なく再使用を話せる治療環境が不可欠である。このようなスタンスで外来治療を行うと，患者が安心して正直な思いを話すことができ，治療からの脱落を防ぐことができる。

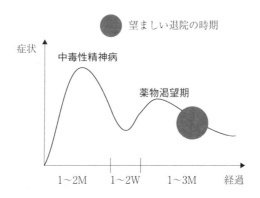

図 1-1　中毒性精神病と薬物渇望期の推移

2. 入院治療を成功させるコツ──「薬物渇望期」の適切な対応

　アルコール，薬物の種類にかかわらず，入院直前まで物質使用が続いていた場合，退薬期後にみられる易刺激的，易怒的，情動不安定な時期である。典型例では入院後 1 ～ 2 週間より顕在化し 2 カ月ほどで落ち着く。症状の出現により，病棟内でトラブルが起きたり，入院治療が頓挫したりする。渇望期を越えると，別人のように落ち着くことが特徴である。この時期を安全に乗り切ることは，依存症の入院治療にとって重要であり，慎重な対応を要する。急性中毒性精神病状態で入院した場合は，症状消退後 1 ～ 2 週間して顕在化することが多い（図 1-1）。渇望期にみられる症状の特徴（表 1-3）を，チェックリスト（表 1-4）を使って客観的に捉えられるようにすると対応しやすい。症状出現前から患者の意識を高めておくことが大切である。治療者はこの特徴を理解し，依存症特有の「症状」として認識して対応しないと，患者に対していたずらに陰性感情を募らせ治療は失敗に終わる。患者は治療者の陰性感情を敏感に察知し，攻撃的，対決的となるからである。

　薬物渇望期の対処法として，①頻回の面接などによるストレスの「ガス抜き」と努力の励まし，②抗精神病薬を主とした薬物療法の調整，③運動・レクリエーション，④生活上の問題の整理と解決援助などがあげられる。これらの対処法が有効に働くためには，良好な治療関係の形成と，症状発現に先立って渇望期に関する十分な情報提供が重要である。

表1-3　薬物渇望期にみられる症状の特徴

1. 燥感が高まり，易刺激的，易怒的で威嚇的，暴力的態度をとりやすい。
2. 病棟のルールを守れず，自分勝手な行動が目立つ。
3. 過食傾向がみられ，喫煙も増える。
4. 異性やギャンブルなどに関心が高まる。
5. 頭痛，歯痛，不眠，イライラなどの苦痛を訴え頻回に薬を要求してくる。
6. 借金や仕事上の約束などを理由に，唐突な外出外泊要求をしてくる。
7. 入院生活に対する不満を訴え，あるいは過剰な断薬の自信を表明して唐突に退院要求をしてくる。
8. 弱々しい患者や若いスタッフに対して「弱い者いじめ」や「あげあし取り」をし，排斥したり，攻撃を向けたりする。
9. 面会者や外来患者に薬物の差し入れを依頼する。
10. 生活のリズムが乱れ，昼夜逆転傾向が目立つ。

表1-4　渇望期チェックリストの使用例

渇望期チェックリスト（覚せい剤依存症：34歳男性）

症状		5/8	5/15	5/22	5/29	6/5
1	焦りの気持ちが高まり，ちょっとしたことが気になる。腹が立つようになる。周囲に怒りっぽくなり，暴力的な態度に出てしまう。	○	◎	○		
2	病棟のルールが守れなくなる。自分勝手な言動がでてしまう。		◎	◎	○	○
3	過食傾向となったり，たばこの量が増える。	◎	◎	◎	◎	○
4	異性やギャンブルなどへの関心が高まる。		◎	◎	○	
5	頭痛，歯痛，不眠，イライラなどの苦痛を訴え，すぐに薬が欲しくなる。がまんができず，薬がもらえないとイライラが高まる。			◎	◎	○
6	借金や仕事上の約束，やり残したことなどが気になり，突然，外出外泊したくなる。			○	◎	
7	入院生活に対する不満が出てきたり，または，断酒・断薬の自信がわいてきて，突然退院したくなる。			○		
8	弱々しい患者や若いスタッフに対して，「弱い者いじめ」や「あげあし取り」をし，仲間はずれにしたり，攻撃を向けてしまう。			◎	○	
9	面会者や外来患者さんに，アルコール，薬物の差し入れを依頼する。					
10	生活のリズムが乱れ，昼夜逆転傾向が目立つ。	◎	◎	○	○	
◎かなり当てはまる（2点）　○当てはまる（1点）		5	**16**	13	6	2

3. 患者への動機づけ——「ごほうび療法」の積極的活用

　当センターでは，随伴性マネジメントを報酬に特化して「ごほうび療法」と呼んで積極的に実施している。たとえば，入院中の集団プログラムへ参加すると，参加ごとにシールを配布し「プログラム参加表」に貼ってもらう。また，8週間の標準的なプログラムを終了した患者には「修了証」を，入院中に望ましい変化が見られた患者には，「努力賞」や「優秀賞」を退院時に患者・スタッフの前で授与する。月1回のウォーキングの際に，15キロの長いコースに挑戦して完歩できた患者には「完歩賞」を授与する。また，自助グループへの参加1回に1個のマグネットを配布し，参加状況を自助グループ参加表で皆に一目でわかるようにしている。子どもだましのように思われる手法であるが，明らかに動機づけに有効である。小さなごほうびは，大きな効果を引き起こす。

　このように，「ごほうび療法」の導入により，治療関係が対決的ではなく協調的になった点が大きい。また，治療者が患者のよいところ・健康なところを積極的に見つけて評価するようになる。スタッフが陰性感情から解放され，ポジティブなかかわりができるようになることが最大の利点であろう。「ごほうび療法」の積極的な導入は，治療の場を明るく前向きな雰囲気にしてくれる。

4. 補助介入ツールの積極的活用——LIFE シリーズの作成

　筆者らは，さまざまな補助介入ツールを開発し活用している。具体的には，依存症治療への導入を目的とした「LIFE-mini」を，外来での断酒・断薬手帳である「LIFE-note」を，正直に話せることや自助グループ参加の重要性を伝えるために「LIFE-recovery」を，本格的に回復のための知識を身につけたいという意欲の高い人には「LIFE」を，対応に悩む家族には「LIFE-family」を，必要に応じて提供している。これらの多くは書き込み形式になっており，主治医だけではなく多職種スタッフともやりとりできるツールとなっている。すでに18種類のツールを作成しており，用途に応じて外来，依存症病棟，救急病棟，個別，集団で柔軟に使えるようにしている。

　ツールを介して状態を確認し，目標を具体化し，治療への取り組みを評価している。また，患者・治療者相互につながりを実感でき，患者が意欲を高めてくれる点で有効であると感じている。

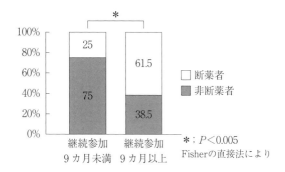

図 1-2　LIFE 継続参加と断薬率

5. 外来での継続した集団治療プログラムの実施
——LIFE プログラムの実践

　当センターでは，SMARPP などの許可を得てワークブックを作成し，外来薬物依存症再発予防プログラム「LIFE」として，平成 20 年より実施している。対象は，通院中の薬物依存症患者である。LIFE プログラムは，週 1 回のワークブックを用いたグループワークで，週 1 回の外来診察と合わせて実施する。LIFE では，通院はしていても断薬できていないか再使用リスクが高い患者を対象としており，参加者の 84.2％に再使用を認めた。外来治療継続率は 75.6％であった。終了時点（9 カ月）での 3 カ月以上の断薬率は，61.5％であり，9 カ月に満たない例では 25.0％にとどまった（図 1-2）。断薬継続のためには長期に継続したプログラム参加が必要であり，補助介入ツールの活用，随伴性マネジメントや動機づけ面接法などの治療技法の活用，治療的雰囲気づくり等が有効である。

　以上から，①依存症からの回復には長期に継続して治療につながっていること，②安心できる居場所と仲間が確保されていること，③正直にありのままの自分を出せるようになること，などが重要であると推測される。医療機関内のプログラムであれ，自助グループであれ，リハビリ施設であれ，上記の条件を満たしていることが必要である。LIFE は医療機関での自助グループの役割を果たしていることに意義があると考える。

　LIFE などの集団プログラムでは，技法を身につけること以上に，回復のた

めに一緒に取り組める「仲間と居場所」が得られるようになることが，治療効果につながっていると考えている。

Ⅶ　依存症患者の特徴を理解した基本的対応

　依存症のもとには対人関係障害があるといわれる。実際，依存症患者の多くに「自己評価が低く自分に自信が持てない」「人を信じられない」「本音を言えない」「見捨てられ不安が強い」「孤独でさみしい」「自分を大切にできない」などの特徴がみられる。スタッフは，これらの特徴を十分理解して関わることが重要である。基本的には，彼らを「尊厳あるひとりの人間」としてきちんと向き合うことである。一般的にわれわれは依存症者に対して，初めから「厄介な人」「怖い」「犯罪者」などの陰性感情を持つことが多く，そのことを彼らは敏感に感じている。そのため，スタッフの何気ない言葉や態度に傷つき，怒りや攻撃性を高めてしまう。治療者側が患者に対して陰性感情を持った場合，速やかに修正できないと治療は失敗に終わる。

　一方，彼らの中に「このままではいけない」「変わりたい」「回復したい」という思いが存在することも事実である。そして，自分を理解してくれ，安心して本音を話せる存在を求めている。人の中にあって安らぎを得ることができなかったために，物質によるかりそめの安らぎを必要とし，のめりこんだ結果が依存症である。とすると，人の中にあって安心感・安全感を得られるようになったとき，物質によって気分を変える（酔う）必要はなくなる。依存症からの回復のためには，基にある対人関係障害を改善していくことが必要である。その回復を実践する場が，自助グループでありリハビリ施設である。これら「回復の土壌」につなぐための準備と橋渡しが，医療機関の重要な役割である。

　依存症患者にはしばしば精神疾患や精神症状を伴う。これらの状態や症状に対して適切に対処することは，依存症からの回復のために大切である。併存疾患が依存症の回復を妨げていることもしばしばみられる。たとえば発達障害などの併存疾患を有すると，集団の治療プログラムや自助グループのミーティングにつながることが困難になりやすく，患者に応じた個別メニューや時間をかけた治療介入を要する。依存症と併存疾患の治療は，同一の医療機関で統合的

に進めていくことが奨励されている。

　そもそも薬物乱用者は，一般に「興味本位に薬物に手を出して嵌った犯罪者」とみられることが多いが，薬物依存症者の薬物乱用は，「人に癒やされず生きづらさを抱えた人の孤独な自己治療」という視点が最も適切であると感じている。彼らの多くは，幼少時から虐待，いじめ，性被害など深い傷を負っていることが驚くほど多い。そして，人と信頼関係を持てず誰にも話したり助けを求めたりできない。対処できない困難に直面するとき，解離，自傷，拒食・過食，ひきこもり，そして物質使用などによって何とか凌いできた。自殺に向かう例も多い。彼らはとんでもなく死に近い人たちであることを知っておく必要がある。

　物質使用の有無ばかりに囚われた近視眼的な関わりになることなく，その背景にある「生きにくさ」「孤独感」「人に癒やされなさ」「安心感・安全感の欠乏」などを見据えた関わりでなければならない。

　近年，わが国でも依存症治療は大きく変革してきている。その主な理由は，先に述べた海外で豊富なエビデンスのある治療法が導入されたためである。この新しいアプローチは，患者と対決せず，患者の変わりたい方向へ支援し，よい変化に注目して十分評価する。失敗しても責めることなく，フィードバックしてよりよい方策を話しあう。これまでの依存症治療の悪しき点として，「患者を甘やかすな」「痛い目に遭わないとわからない」「言うとおりにしないと入院させない」といった誤った治療スタンスがあげられる。

　患者に敬意を払い対等の立場で患者の健康な面に訴えかけていく，という当たり前のことがなされていなかったという反省に立ち，筆者が提案している留意点を表1-5に示す。これらは，依存症患者に対して決して特別なものではない。あらゆる精神疾患の患者に対して，さらには健常者同士のコミュニケーションにおいても当たり前に大切なことである。この当たり前の対応を治療者が依存症患者に対してもできるか否かが問われる。この基本的な治療者の姿勢が維持されなければ，どのような優れた技法の治療を行ったとしても，望ましい治療であるとはいえない。

表 1-5　依存症患者に対する望ましい対応

| 1. 患者ひとりひとりに敬意をもって接する。 |
| 2. 患者と対等の立場にあることを常に自覚する。 |
| 3. 患者の自尊感情を傷つけない。 |
| 4. 患者を選ばない。 |
| 5. 患者をコントロールしようとしない。 |
| 6. 患者にルールを守らせることにとらわれすぎない。 |
| 7. 患者との1対1の関係づくりを大切にする。 |
| 8. 患者に過大な期待をせず，長い目で回復を見守る。 |
| 9. 患者に明るく安心できる場を提供する。 |
| 10. 患者の自立を促す関わりを心がける。 |

Ⅷ　物質使用障害とどう向き合ったらよいのか

　依存症治療の先進国である米国の薬物乱用研究所（National Institute of Drug Abuse : NIDA）が提唱している物質使用障害治療の原則（松本，2010 ; National Institute of Drug Abuse, nd）によると，①司法的対応よりも治療的対応が有効である，②多様な治療の選択肢が必要である，③包括的な治療が必要である，④治療は質よりも提供される期間の長さが重要である，⑤治療は高い頻度で提供されるべきである，⑥否認や抵抗と闘わない，⑦どのような段階でも介入は可能である，⑧非自発的な治療でも効果はある，などとされている。

　また，先に述べたマトリックスモデルでは，①依存者は治療に対する疑念や両価的な思いを抱いていることを理解する，②最初の問い合わせ電話に迅速かつ積極的に対応する，③最初の予約をできるだけ早い時期にスケジュールする，④治療プログラムについて明確なオリエンテーションを提供する，⑤患者に選択肢を与える，⑥患者に敬意を持って接する，⑦治療者は共感を持って患者に懸念を伝える，⑧否認や抵抗と闘わない，⑨正の報酬を用いて治療参加を強化する，などがあげられている。

　さらに，米国の NIAAA が実施した大規模多施設研究である Project MATCH（Project MATCH Research Group, 1998）では，アルコール依存症患者に対して，自助グループである AA の理解を深めて参加を促進する治療（TSF），適切な対処スキルを身に着ける治療（CST），動機づけ面接法を基に

した治療（MET）の 3 者を比較検討した。その結果，いずれも飲酒頻度や飲酒量を減少させる効果があったが，治療間の比較において差がなかった。一方，Miller らの研究では，治療者の共感的態度こそが治療の効果を左右するとしている。「誰が治療するか」が，「どの治療を選択するか」よりも治療効果を左右する可能性がある。さらに，認知行動療法の有効性は実証されているが，症状の改善した患者が必ずしも新しい対処スキルを使っているわけではないという報告（Litt et al, 2003）もある。

　これらの意味するところはきわめて大きい。心理社会的治療技法のいかんにかかわらず，回復のためには，治療者との良好な治療関係の上に動機づけがいかに進められるかが重要であることを示している。それが，自助グループやリハビリ施設につながることであれ，認知行動療法的スキルトレーニングであれ，他の治療法であれ，結局は，患者が「安心できる居場所と信頼できる仲間」ができたときに治療効果が得られると考えられる。治療に際して不可欠なのは，治療者・援助者の患者と向き合うスタンスに他ならない。患者に陰性感情・忌避感情を持たず，共感と受容に基づいて適切な方向へと寄り添うことが重要である。さまざまな心理社会的治療は，その手段である。技法のみに流されては有効な治療にはならないことに留意するべきである。

Ⅸ　当事者中心の依存症治療・回復支援

　依存症の治療・回復支援は，「当事者中心」でなければならない。当事者を離れた治療・回復支援は，当事者を傷つけ回復とは反対の方向に押しやってしまう。治療者・支援者と当事者が対等の立場で，お互いを尊重でき信頼できることが回復を生み出す。治療者・支援者の依存症という疾患に対する意識の在り方が大きな鍵であるといえよう。

　信頼関係のないまま患者を変えようとすることは，患者の「コントロール」であり，「支配」である。患者は，傷ついた自尊感情を守ろうと必死に抵抗するのは当然であろう。逆に，信頼関係を築くことができれば，患者は治療者が期待していることを察知し，その方向に変わろうとし始める。

　治療者・支援者は患者に対して，断酒や断薬を強要してはいけない。これは

禁忌であるとさえ感じている。そして，再飲酒・再使用を責めてはいけない。再飲酒・再使用は，責められるべき「悪」ではなく，改善を共に目指す「症状」である。この当たり前のことが，依存症の治療に当たる治療者・支援者にさえ必ずしも共有されていないことに問題がある。

　依存症は健康な「ひと」の中でこそ回復する。「健康な治療者・支援者」とは，患者に対して陰性感情を持たずに敬意と親しみをもてる人である。患者に共感できる人である。依存症の回復の先には，本物の幸せが待っていると信じている。治療者・支援者が回復に立ち会える時，自身も心から癒される。信頼関係が築けた時，お互いが癒されお互いが温かい気持ちになれる。

　信頼関係とは双方向性のものだからである。依存症者は，本物の癒しや幸せを望みながら，その方法を身につけることができず，仮初の癒しにのめり込んだ結果，依存症になった人たちである。患者の求めているのは本物の癒しではないだろうか。その手助けをするのは，薬でも技法でもなく健康な「ひと」である。

おわりに

　表1-6に依存症治療に際しての留意点を記す。

　どんな患者にも物質使用に対する問題意識はある。患者がそれを認めて変わろうとするためには，批判的対立的ではない温かい支援が必要である。治療の成否は治療者のスタンスによる部分が大きい。このことを念頭に置いた対応が求められる。治療者の「技術・テクニック」より「共感性」が重要である。

　依存症患者の対応を困難にしている最大の原因は，患者に対する治療者の陰性感情・忌避感情である。治療者がこの感情から解放され患者と向き合えた時に有効な治療が始まる。薬物依存症患者は，理解ある援助を求めている。依存症の治療は決して特殊なものではないことを強調したい。患者もその家族も，よりどころとなる治療者を求めている。彼らは決して，特別な人たちではない。

　「ひと」を信じられるようになると，「ひと」に癒やされるようになる。

　「ひと」に癒やされるようになると，アルコールや薬物に酔う必要はなくなる。

表 1-6　薬物依存症治療の留意点

1. 患者に陰性感情・忌避感情を持たない。
2. 治療の場を正直な気持ちを話せる場とする。
3. 一緒によりよい状態を目指すという姿勢をとる。
4. 尿検査による通報や自首の促しはしない。
5. 患者の求める治療目的に沿った治療計画を立てる。
6. 疾患に関する必要な教育・情報提供を行う。
7. 簡便な認知行動療法的アプローチを取り入れる。
8. 治療介入を容易にする補助介入ツールを活用する。
9. 回復に必要な自助グループなどの情報を提供する。
10. 入院治療に際しては,「薬物渇望期」の対応を知っておく。
11. 処方薬依存を生まないように配慮する。
12. 治療が継続するよう配慮し，長い目で回復を見守る。
13. よい変化に対しては十分評価する。
14. 失敗は責めずに修正できるように促す。
15. 回復を願った誠実な対応を心がける。

依存症は人間関係の病気である。

回復とは信頼関係を築いていくことに他ならない。

わが国依存症患者が，回復を望んだときに，あたりまえに治療を受けられる日が来ることを切望している。

文　献

原田隆之（2009）エビデンスに基づいた依存症治療に向けて―Matrix モデルとその実践．第31 回日本アルコール関連問題学会教育講演資料．

小林桜児・松本俊彦・大槻正樹，他（2007）覚せい剤依存者に対する外来再発予防プログラムの開発―Serigaya Methamphetamine Relapse Prevention Program（SMARPP）．日本アルコール・薬物医学会誌，42；507-521.

Litt MD et al（2003）Coping skills and treatment outcomes in cognitive-behavioral and interactional group therapy for alcoholism. Journal of Consulting and Clinical Psychology, 71；118-128.

Matrix Institute（nd）Matrix Institute.（http://www.matrixinstitute.org/）

松本俊彦（2010）アルコール・薬物使用障害の心理社会的治療．医学のあゆみ, 233；1143-1147.

松本俊彦，他（2008）薬物依存者の社会復帰のために精神保健機関は何をすべきか？　日本アルコール薬物医学会雑誌, 43；172-187.

メイヤーズ・R・J, ウォルフ・B・L（松本俊彦・吉田精次監訳（2013）CRAFT 依存症者家族のための対応ハンドブック. 金剛出版）

ミラー・W・R, ロルニック・S（松島義博・後藤恵訳（2007）動機づけ面接法―基礎・実践編. 星和書店）

成瀬暢也（2009）薬物患者をアルコール病棟で治療するために必要なこと. 日本アルコール・薬物医学会雑誌 44；63-77.

成瀬暢也（2012）覚せい剤依存症の治療に際しては, 患者に「通報しないこと」を保障するべきである. 精神科, 21；80-85.

成瀬暢也（2013a）第 1 章 臨床家が知っておきたい依存症治療の基本とコツ. （和田清編）精神科臨床エキスパート　依存と嗜癖―どう理解し, どう対処するか. pp.18-48, 医学書院.

成瀬暢也（2013b）誰にでもできる依存症治療―わが国の薬物依存症治療の普及のために. 精神神経誌（電子版）ss25-31.

成瀬暢也・西川京子・吉岡幸子, 他（2009）アルコール・薬物問題をもつ人の家族の実態とニーズに関する研究. 平成 20 年度障害者保健福祉推進事業「依存症者の社会生活に対する支援のための包括的な地域生活支援事業」総括事業報告書. pp.31-115.

成瀬暢也・平田卓志・松本健二, 他（2016）精神科救急病棟と連携したアルコール・薬物依存症治療システムの構築に関する研究. 平成 25 ～ 27 年度　精神・神経疾患研究開発費　物質依存症に対する治療システムの構築と包括的治療プログラムの開発に関する研究（25-2）分担研究報告書. pp43-60.

National Institute of Drug Abuse（nd）Principles of Drug Abuse Treatment for Criminal Justice Populations - A Research-Based Guide.（http://www.drugabuse.gov/PODAT/PODAT1.html）

尾崎茂・和田清・松本俊彦, 他（2007）薬物関連精神疾患の治療に関する実態調査. 平成 19 年度厚生労働省精神神経疾患研究委託費「薬物依存症および中毒性精神病に対する治療法の開発・普及と診療の普及に関する研究」研究成果報告会抄録集.

Project MATCH Research Group（1998）Matching alcoholism treatments to client heterogeneity : Treatment main effects and matching effects on drinking during treatment. Project MATCH Research Group. Journal of Studies on Alcohol and Drugs, 59；631-639.

Rawson RA（2004）A multi-site comparison of psychosocial approaches for the treatment of methamphetamine dependence. Addiction, 99；708-717.

ロルニック・S, ミラー・W・R, バトラー・C・C（後藤恵監訳（2010）動機づけ面接法実践入門―あらゆる医療現場で応用するために. 星和書店）

ヴェラスケス・M・M, マウラー・G・G, クラウチ・C, 他（村上優, 他監訳（2012）物質使用障害のグループ治療―TTM（トランス・セオリティカル・モデル）に基づく変化のステージ治療マニュアル. 星和書店）

第2章

物質使用障害に
有効な治療法は何か

●心理社会的治療のエビデンス

原田隆之

はじめに

　わが国の物質使用障害臨床においても，ようやくエビデンスに基づく医療
(Evidence-Based Medicine : EBM) のパラダイムが広がりを見せてきた (原田,
2010)。したがって，物質使用障害に有効な「エビデンスのある治療法にはど
のようなものがあるだろうか」という疑問を抱く人も多くなったに違いない。
このような疑問を抱いたとき，世の中に「エビデンス一覧表」のようなものが
あって，それを提示してもらえるとありがたいと考える人は多いだろう。実際，
診療ガイドラインなどは，エビデンスのレベルに従って，推奨される治療法と
推奨されない治療法のリストを提示しており，臨床においては心強い指針とな
ることは間違いない。

　わが国の「新アルコール・薬物使用障害の診断治療ガイドライン」(樋口・他,
2018) は，心理社会的治療が治療の主体であると位置づけ，具体的なアプロー
チとして認知行動療法, 動機づけ面接法, 家族療法, 自助グループを挙げている。
一方，米国の診療ガイドラインは，「心理社会的治療は，包括的治療プログラ
ムに必須の治療要素である」と述べ，アルコール使用障害に対して最も推奨さ
れるエビデンスのある治療として，動機づけ強化療法, 認知行動療法 (リラプ
ス・プリベンション, 社会技能訓練など), 行動療法 (コミュニティ強化, 随
伴性マネジメントなど), 12 ステップ・プログラム, 夫婦・家族療法を挙げて

いる（American Psychiatric Association, 2010）。

　このような，診療ガイドラインや「エビデンス一覧表」があれば，それは有益ではあろうが，そうは言ってもこうしたもののみを頼りに治療を行なうというのは，EBM とはかけ離れた態度である。なぜなら，エビデンスはすぐに陳腐化するものであるし，一般的にエビデンスのある治療法が目の前にいる個々の患者に適用可能かどうかは，きちんと吟味してみないとわからないからである。

　したがって，ここでは「エビデンスの一覧表」を提示することはしない。その代わりに，EBM 時代に求められる「エビデンス・リテラシー」の重要性について強調し，いつでも自分で最新最善のエビデンスを見つけ，それを実際の臨床に活かしていくことができるようになること，すなわち EBM 時代の医療に求められる臨床技能を紹介することにしたい。

　なぜ「エビデンス・リテラシー」などというややこしいものが必要か。それは，EBM とは単なる概念や理想を説くものではなく，医療に携わる一人ひとりに，「臨床態度の変換」を迫るものだからである。つまり，「エビデンスは重要だ」などと，理念的に納得しているだけでは不十分で，われわれの毎日の仕事のやり方を具体的に変える必要がある。その際に必要な臨床技能が，まさにエビデンス・リテラシーなのであり，それこそが EBM の神髄なのである。

I　EBM の定義

　EBM 時代に必要な臨床態度を説明する前に，まず EBM の定義を明確にしておきたい。

　科学的データやランダム化比較試験（Randomized Controlled Trial：RCT）の知見に基づいて医療を実践するという考え方は，何も取りたてて新しいものではない。世界初の RCT は，ストレプトマイシンの治験だとされているが，それが実施されたのは 1948 年のことである（Medical Research Council, 1948）。また，メタアナリシスの方法を用いて書かれた最初の論文は，心理療法の効果を検討した Smith & Glass（1977）の論文だと言われている（Lipsey & Wilson, 2001）。

　このような研究デザインや統計的手法の発展に加え，論文データベースな

どIT技術の発展，コクランのような
システマティック・レビューを提供す
る国際組織の誕生などと呼応して，今
日のEBMが発展した。Dickersinら
(2007) は，これを抗生物質やX線の
発見と並ぶ（あるいはそれ以上に重要
な）医学史上の記念碑の一つであると
述べている。

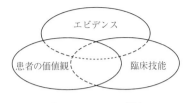

図 2-1　EBM の概念

（津谷，2012 をもとに作成）

　Sackettら (2000) は，EBMとは，①研究結果からの最新最善のエビデンス，
②臨床的な専門技能，③患者の価値観の三つを統合するものだと定義している
（図 2-1）。さらに臨床的な専門技能については，①患者の問題を適切に定義し，
それを解決するために必要な情報を見出す能力，②文献検索能力，③関連する
研究から最善のものを選択し，その妥当性を吟味する能力，④それらの情報を
目の前の患者の問題に適用する能力，⑤治療選択肢のメリット／デメリットの
バランスに患者の価値観がどのように影響するかを理解する能力，⑥臨床判断
に患者を上手に参加させる能力を挙げた（Guyatt et al, 2002）。

　先にEBMとはわれわれの態度や行動の変革を求めるものだと述べたが，具
体的にはこれらの能力を身に付け，実践することが求められるのである。上に
挙げたなかで，④⑥以外はエビデンス・リテラシーと特に関連する能力といっ
てよいだろう。何も「エビデンスのある最新の治療を学び，実践する」ことだ
けがEBMなのではない。

II　前 EBM 的な臨床態度

　原田 (2015a) は，「アディクション臨床における神話」を列挙し，最新のエ
ビデンスに基づいてそれを否定した。そのなかには，「アディクション患者は，
共依存やアダルトチルドレンの問題を抱えている」「アディクションは病気で
ある」「アディクション治療には底つきが必要である」「アディクション患者は
アドヒアランスが悪い」などがある（表 2-1）。こうした神話を端から無批判に
信じ込み，金科玉条であるかのように信奉する態度は，前EBM的な臨床態度

表2-1　アディクションに関する神話

アディクションに関する神話	エビデンスに基づく事実
科学的ではない概念に基づく神話	
・アディクションの根底には「共依存」の問題がある ・アディクション患者には「アダルトチルドレン」が多い	これらは科学的に定義，検証された概念ではなく，厳密な科学論文で取り扱っているものはない。また，これらはアディクションの病因ではないし，アディクション特有のものでもない。
アディクションの病因と態様に関する神話	
・アディクションの根底には過去のトラウマがある	アディクション患者と一般人の間で，家庭環境などに違いがあるという研究はない。トラウマは間接的な要因にすぎず，病因とはいえない。
・アディクション患者は意志が弱い	意志の力でコントロールできないのがアディクションである。アディクション患者と一般人の間で意志の力に違いがあるという証拠はない。
・アディクションは病気である	間違いではないが，一面的な見方である。アディクションは，学習によって獲得された行動パターンという見方もできるため，医師に「治してもらう」病気とは違い，自分の力で新たな学習を通して「克服」すべき問題である。
アディクション治療に関する神話	
・治療には「底つき」が必要である	不快感や罪悪感は，一時的にしか変化の原動力にはならないし，それを待つのはむしろ有害で非効率的である。動機づけが欠如しているのなら，それを高めるための介入をすればよい。
・アディクション患者はアドヒアランスが悪い	アディクション患者のアドヒアランスは，他の慢性疾患患者と比べても大差がない。患者が治療に抵抗したり，脱落したりするのは，半分以上は治療者側の責任である。
・アディクションには治癒というものがない	常に危機感を持たせることは重要だが，治らないと聞いて意欲的に治療に取り組めるはずがない。治療において「期待」がもつ効果は，介入そのものの効果と同等なくらい大きい。
・節酒を治療目標としてはならない	断酒が理想的であるが，節酒を治療目標とした結果，多くの望ましい治療効果があることを支持するエビデンスは多い。患者に合わせて柔軟に治療目標を設定すべきである。

（原田，2015a をもとに作成）

だと言わざるを得ない。

　残念ながら，これらの神話はまだ根強く生き続けており，それは EBM がいまだ十分に浸透していないことの証左でもあろう。科学的研究によるエビデンスに基づいて医療を行なうのが EBM であるのに対し，科学的エビデンスを無視して，自分の直観，過去の習慣，個人的な臨床経験，権威者の個人的意見などから確信されるに至った「単なる思い込み」に基づいて治療を行なう態度は，いずれも前 EBM 的な臨床態度である。上述のような神話もこのようにして生まれた「単なる思い込み」にほかならない。このような思い込みは，科学的データよりも臨床体験に基づいて導き出されたものであるため，Practice-Based Evidence（実践に基づくエビデンス）と呼ばれ，いわば「にせのエビデンス」である。これは Evidence-Based Practice（エビデンスに基づく臨床）と言葉は似ているが，後者が EBM とほぼ同義であるのに対し，前者は EBM と対立するものであり，まさに EBM が退けようとしているものである（原田，2015b）。

　誰しも臨床経験を積めば積むほど，自分の知識や技能に自信を持ち，長年の間に培ったものを盲信するようになる。しかし，それは残念ながら往々にしてわれわれの思考に入り込みやすい系統的なバイアスによってゆがめられている。そのことをわれわれは今一度，謙虚に振り返ってみる必要がある。

Ⅲ　EBM に関する神話

　EBM の重要性が広く認識されるようになったとはいえ，今述べたように，前 EBM 的な残滓はそこかしこに残っているし，EBM の意図するところが正確に共有されているとは言い難い状況にもある（原田，2015b）。残念ながら，EBM に対してもまた，真実ではない「神話」が蔓延している。そこには残念ながら，根強い「研究と臨床のギャップ」がある。したがって，ここでは EBM の定義を念頭に置きつつ，「EBM に関する神話」を紹介しながら，それらを検証していきたい。

1. EBM はデータ偏重の医療であり，患者の声を軽視するものだ

　わが国のメンタルヘルスの現場ではどうも「EBM アレルギー」というものが根強い。そのような構えを有する者は，「患者に寄り添って，その声を傾聴することが重要で，語り（ナラティブ）にこそ治療の源泉がある」と考える。わが国ではこのような Narrative-Based Medicine（NBM）の立場に立つ者は，EBM に反対の者が多いのだが，欧米ではむしろ逆である。EBM を熱心に推進する人々が，NBM の重要性を説いている（Kalitzkus & Mattheiessen, 2009）。なぜならば，EBM はその定義のなかに初めからナラティブを抱合しているからだ。

　Sackett ら（2000）の定義にあったように，最新最善の科学的エビデンスを，患者の声をよく聞いて，その価値観，背景，好みなどに基づいて適用することが EBM の真の姿なのである。

　したがって，EBM ははじめから，エビデンス至上主義でもなければ，データ偏重の医療などを目指してもいない。データや数字だけ見て，患者の声を聞かないような医師やセラピストがいたならば，それは EBM からかけ離れた医療である。逆に，患者のナラティブを重視するのはよいが，治療法の選択において科学的根拠ではなく，治療者の好みや習慣などに基づいているのであれば，それもまた EBM とは対立する古い臨床である。どちらの立場も，「エビデンスはあくまでも患者のためにある」ということを忘れている点では同じである。

2. EBM は治療の選択肢や治療者の裁量を限定し，治療の画一化をもたらすものだ

　「EBM ではエビデンスがあるとされた治療法だけが推奨されるので，医療の画一化を推し進めたり，治療者の裁量を限定したりするのではないか」という批判も根強い。このような人々は，治療（とくに心理療法）における「アート」の側面を重視する傾向が強い。

　アメリカ心理学会の「実証的に支持された心理療法」のリスト（Chambless & Hollon, 1998）に，35 の疾患に対し，エビデンスによって支持された 66 種類の治療アプローチがリストアップされているが，そのうち 49 が認知行動療法である（アディクションに関する部分を抜粋して表 2-2 に挙げたので参照されたい）。こうなると，右を見ても左を見ても認知行動療法で，これまで多種

表 2-2　アディクションに対して実証的に支持された心理療法

障害	治療
アルコール乱用・依存	コミュニティ強化，キューへの曝露，動機づけ面接法 入院治療での SST
パニック障害患者のベンゾジアゼピン離脱	認知行動療法
コカイン乱用	行動療法，認知行動療法，リラプス・プリベンション
オピエイト依存	短期力動療法，認知療法
むちゃ食い障害	認知行動療法，対人関係療法
大食症	**認知行動療法**
禁煙	**多要素認知行動療法とリラプス・プリベンション**
パラフィリア・性犯罪者	行動療法
望ましくない習癖	ハビット・リバーサルとコントロール・テクニック

（注）太字は「十分に確立された治療法」で，それ以外は「ある程度確立された治療法」
(Chambless & Hollon, 1998 をもとに作成)

多様な心理療法が脈々と受け継がれてきたのに，エビデンスの名を借りてそれらが一蹴されてしまうという危惧を持つ人は多い。

　しかし，これは逆である。治療の画一化は，まさに EBM が排除しようとしているものである。前 EBM 時代では，それまでの習慣や治療者の好みによって治療法が決定され，それこそ金太郎飴のように画一的，あるいは権威主義的に治療法が決定されていた。たとえば，アルコール依存症患者が来れば，有無を言わさず「完全断酒」を言い渡し，「ミーティング」に放り込んでいただろう。これに対して，EBM ではエビデンスを患者の状態や価値観などと照らし合わせて治療法を選択するのであるから，むしろ治療の選択肢を増やすものであり，選択をエビデンスの名の下に縛りつけるものではない。治療目標は節酒でもよいかもしれないし，ミーティングに不向きな人であれば，個別認知行動療法を行なうほうが適しているかもしれない。

　また，「エビデンスがない」とされた治療法が駆逐されてしまうという危惧に対しては，いくつかの答えがある。まず，本当に効果がないのであれば，それは淘汰されてしかるべきである。心理療法はまじないの類ではないのだから，

プラセボ効果だけを頼りに治療を行なっていてはならない。また後述するが，十分な研究がないためにエビデンスがないという場合もある。その場合は，その治療を支持する者たちが厳密な臨床研究を行なって，実証すればよいだけの話である。

　さらに，EBM は治療者の裁量やアートの部分を限定するという批判がある。これに対しては，独りよがりな裁量やアートであれば，やらないほうがずっとましで，治療マニュアルに従った治療のほうが自由度の高い治療よりも効果が大きいというエビデンスがある（Crits-Christoph, 1992 ; Schulte et al, 1992）。たしかに，「カリスマセラピスト」みたいな人もいるかもしれないが，そのような人はほんの一握りである。誰もがカリスマ気取りで「アート」を発揮していたのでは，せっかく効果がある治療法もその所期の効果が発揮できなくなる。一番重要なのは，治療の忠実性（fidelity）であり，これはマニュアルを遵守して基本通りのことをやるということである。とはいえ，何もセラピストの一挙手一投足をマニュアルでがんじがらめに縛ろうというのではない。マニュアルは最低限の枠組みを示すものにほかならず，そのなかでセラピストの裁量が活かされる部分は多い（Chambless & Ollendick, 2001）。つまり，「忠実性のなかの柔軟性」（flexibility in fidelity）は許容される（Lilienfeld et al, 2013）。しかし繰り返すが，それは治療者側の好みや都合による flexibility ではなく，他のエビデンスや患者側の価値観などに基づく flexibility でなければならない。

3.　エビデンスのない治療はダメだ

　これは上の二つとは逆に，EBM 支持者に多い誤解である。EBM はデータを元に「効果がある／なし」で治療法を選り分け，スッパリと切っていくようなものだと思っている人が多いかもしれない。たしかに，EBM の時代になって，多くの治療法が批判の対象にされたり，時代遅れとされたりして切り捨てられてきている。心理療法についていえば，古くは Eysenck とその追随者たちが「精神分析に別れを告げよう」と大合唱をしたように，さまざまなアプローチに容赦なくそのハサミは向けられてきた。Eysenck の方法論は，現代からするとまだ素朴なものであったが，この問題提起が契機となり，Smiss & Glass（1977）がはじめてメタアナリシスの手法を開発し，それが EBM 時代になって最も切

れ味鋭いハサミとなって大いに活用されている。今や医療分野で幅広く用いられているメタアナリシスは，元々は心理療法の効果を検証するために開発されたものなのである。Smith & Glass（1977）は，精神分析を擁護するためにメタアナリシスを用いたのであるが，残念ながらその手法が精神分析の効果を実証できなかったことは皮肉としか言いようがない。しかし，本当に精神分析（あるいは精神力動的治療）には効果がなく，淘汰されるべき治療なのだろうか。

　ここで注意すべきは，「エビデンスがない」ことと「効果がない」ことは同義ではないということである。薬の治験と異なり，心理療法の場合，厳密な効果の検討がなされてこなかったし，なかにはそれが困難な場合もある。たとえば，精神分析のような長期間を要する治療の場合は，検証がことのほか困難であり，このような場合，研究が少ないためにエビデンスがないということが起こりやすい。そうは言っても，やるべきことは一つである。やはり，効果を実証するためには厳密な臨床研究をしなければならない。自らが支持する療法やアプローチに「エビデンスがない」と言われたことに感情的に反発し，EBM を批判したり攻撃したりする向きもあるが,子どものケンカでもあるまいし「悪口を言われた」と腹を立てても仕方ない。

　同じように，依存症治療の分野では自助グループの効果についても，現時点では確固たるエビデンスがない。やはり自助グループや 12 ステップの効果を検証した RCT が皆無だからだ。たしかに，アディクション治療に携わる者，当事者，家族などは，自助グループの力を実感し，それに大いに助けられたという者がたくさんいる。その効果の「実感」は重要であるが，あくまでも主観的なものにすぎない。また客観的事実として，断酒・断薬ができたからといって，それはグループの効果なのか，単なる履歴の影響なのか，あるいは他の要因の影響なのかは判然としない。

　実際にそれで立ち直った者もたくさんいるが，それは「症例」にすぎず，いくら症例を積み重ねても「データ」にはならない。データとは，系統的な操作によってバイアスを最小限まで取り除いたものをいうからだ。効果のあった者は目立ちやすいが，その一方で，脱落した者も多いだろうし，かえってリラプスしてしまった者もいる。そうした影の部分を見ないで，光の部分だけを見てしまうことは,しばしば陥りやすいバイアス（確証バイアス）である。したがっ

て，全体的に見て効果はどうなのか，環境変化やプラセボ効果などの影響を統制した「真の効果」はどうなのか，どのような人には効果があって，どのような人にはないのか（適性・治療交互作用：aptitude-treatment interaction），などという問いに厳密な方法で答えることができなければならない。このように，EBMは単に「効果がない」と切り捨てるためにあるのではなく，今後の研究の方向性を示してくれるものでもある。

　批判に感情的な反発をするのではなく，科学的な批判には科学的に応えることこそが重要である。そして，それはそれらのアプローチを支持し，実践している者たちの責任である。根拠もなく治療を継続していたのでは，人体実験をしているのと同じことであり，倫理的な問題がきわめて大きい。つまり，エビデンスのない治療がいけないというよりは，エビデンスがないままに漫然と治療を行なうことがいけないのである。そして，研究の結果，やはりエビデンスがないことがわかれば，今度はその治療はやはり淘汰されるべきなのだろう。

4. エビデンスとは科学的研究に基づいた知見のことだ

　一見正しいように聞こえるこの「神話」も，実は重要なところで間違っている。症例がデータにならないというのはすでに述べたとおりであるが，厳密なRCT以外の研究をエビデンスとすることにも慎重でなければならない。エビデンスには質のヒエラルキーがあり，できるだけ上位のものを判断の基準に用いるべきである（表2-3）。エビデンスは最新最善のものでなければならないからだ。最も質が低いのは，科学的根拠を欠いた専門家の意見であり，「偉い先生が言うことだから正しい」などと端から信じ込んでしまうような態度は，EBMでは退けられる。「教科書に書いてあった」「先輩に教わった」「学会で聞いてきた」などは，どれもみな大差がない。教科書に書いてあることが正しいとは限らないし，残念ながら学会でも根拠ないことを言う「専門家」はたくさんいる。

　観察研究や準実験は，一応科学的研究ではあるが，バイアスの危険が大きいため注意が必要である。たとえば，「幼少期に虐待を受けたことのある人は，アディクションになりやすい」「アダルトチルドレンは，アディクションになりやすい」などという「神話」がまことしやかに語られ，根強く支持されてい

表 2-3　エビデンスのヒエラルキー

レベル	エビデンス源（研究デザイン）
1	RCT のシステマティック・レビュー（メタアナリシス）
2	個々の RCT
3	準実験
4	コホート研究，ケース・コントロール研究
5	症例集積研究
6	専門家の意見（研究データの批判的吟味を欠いたもの）

（原田，2015b から引用）

るのは，先に述べた Practice-Based Evidence のほか観察研究や症例研究の結果である。たとえば，「アルコール依存症患者 100 人にインタビューした結果，被虐待経験があると答えた者の割合は，一般の人より有意に高かった」などという観察研究があったとする。しかし，その 30 人はアルコール依存症患者を代表しているのか（ランダムサンプリングによるのか），研究に参加してくれたぐらいだから意欲的で軽症の人が多いのではないか（選択バイアス），研究者が無意識的に誘導しているのではないか（パフォーマンス・バイアス），本人の記憶がゆがんでいるのではないか（記憶バイアス）など，結果の解釈に当たっては，注意を要する点が多い。

　一方，準実験とは RCT 以外の介入研究を指す。最も多い研究デザインは，前後比較研究である。これは，ある一群の研究参加者に何らかの治療を行ない，その前後を比較して有意な変化があるかどうかを見るような研究である。しかし，そこに有意な変化（たとえば，断薬率の向上，動機づけの改善，スキルの向上など）が見られたとしても，それは治療によるものなのか，外的環境の変化や患者自身の自然な成長によるものなのか，あるいはプラセボ効果（治療への期待によって効果がみられること）やホーソン効果（研究に参加しているという意識によって効果がみられること）などによるものなのか，はたまた平均への回帰（悪いスコアが出た場合，次には誤差の変動によって良いスコアが出ること）という統計的事象なのか，まったくわからない。にもかかわらず，治療の効果だと主張することは恣意的な決めつけに過ぎず，きわめて危険である。

　これらの研究デザインもさまざまな工夫を凝らすことによって，バイアスの

表 2-4　エビデンスの批判的吟味における評価項目

評価項目	具体的なチェックポイント
研究デザイン	その研究は RCT か
参加者	参加者に偏りはないか
サンプルサイズ	サンプルサイズは適切に計算されており，十分に大きいか
ランダム割付け	参加者は各群にランダムに割付けられているか
ランダム化の隠匿	ランダム割付け表は隠匿されていたか
盲検化	参加者と研究者は，介入や群分けに関する情報を知らされていなかったか
脱落	参加者の追跡は十分に長くかつ完全に行われており，大きな脱落はないか
ITT 解析	すべての参加者は，最初に割付けられた群のままで分析されていたか
効果量	効果量と信頼区間が適切に報告されているか
考察	データに沿った整合性のある考察がなされているか

（原田，2015b から引用）

脅威を抑制することは可能であり，ときに貴重なエビデンスを提供するが，多くの場合，最善のエビデンスとはいえない。

　では，最善のエビデンスとはどのような研究から得られたものをいうのだろうか。今のところ最も信頼が置けるエビデンス源は，RCT のシステマティック・レビューであり，代表的なものとして，コクランによるシステマティック・レビューがある。EBM 時代の臨床では，何らかの臨床疑問が生じたら，まずコクラン・レビューに当たるような態度を習慣化させる必要がある。英語の論文を読むのは大変だというので，敬遠していたのでは，いつまでたっても EBM の実践はできない。コクラン・レビューのアブストラクトだけでも十分な情報はあるので，専門家の責任としてせめてそれくらいには目を通しておくべきだ。

　エビデンス・リテラシーのなかでも最も重要なものの一つが，「関連する研究から最善のものを選択し，その妥当性を吟味する能力」である。これまで「あの本にはこう書いてあったが，この本にはこう書いてある」「あの先生はこう言っていたが，この先生は正反対のことを言っている」などという矛盾に出くわした経験はないだろうか。もちろん，どちらかが完全に正しく，どちらかが

間違っているという単純なことではないかもしれないが，その際に「その根拠の質」を問うことは，EBM 時代の臨床としてとても重要である。その主張が単に自分の臨床経験に基づくのであれば，それは聞き流してよいだろう。エビデンスの質や妥当性を見きわめるには，どのようなデザインの研究に基づいているのか，その研究において遵守すべき手続きは厳密に守られているのか，などに着目した上で研究の妥当性について批判的吟味をする必要がある（表 2-4）。

Ⅳ　EBM 時代の臨床態度

　これからの臨床においてまず重要な点は，何らかの臨床的な命題に遭遇したとき，それにエビデンスがあるのかどうかということを健全な科学的懐疑心に基づいて検証する態度である。古くからずっと言われ続けているからといって，それが正しいという保証は何もない。有名な学者が提唱した新しい治療だからといって効果があるとは限らないし，効果があったとしても既存の治療に比べて有意に有効だとは限らない。

　Sackett ら（2000）は，このように，アプリオリに正しいとされていることを鵜呑みにして，そのままコピーする臨床態度を複製モード（replicating mode）として批判している。それに対し，EBM 時代に要請される臨床態度は，検索モード（searching mode）と評価モード（appraising mode）である。何の疑いもなく習慣化していることが果たして正しいのかどうか，あるいは新しい治療には果たして効果があるのかどうか，常にこうした健全な懐疑心を抱き，まずそれらに関連する論文を検索して読むことが必要となる。さらには，その論文にどれだけ妥当性があるかを批判的に吟味することも重要である。

　二つ目に重要な点は，それが目の前の患者に対して，適用可能かどうかを見きわめることである。「エビデンスに基づけば○○である」ということがわかったとしても，それは統計的多者に対していえるのであって，例外もある。また，どんなにエビデンスがある治療であっても，本人が拒絶したり，動機づけが欠如したりしていては所期の効果を上げることはできないだろう。ここではアセスメント結果を考慮しながら，適性・治療交互作用を十分に考慮する必要がある。これを実践するためには，患者の話（ナラティブ）をよく聞き，その価値

観を共有したうえで，エビデンスのある治療を勧め，協働で治療方略を立てていくことが必要となる。

　第三に，残念ながら「新しい治療」は欧米で生まれ，エビデンスも欧米の研究で蓄積されてきたものであることがほとんどである。欧米で開発された新薬の場合，欧米の治験をわが国でそのまま活用することはできない。まして，心理社会的治療の場合は尚更である。たとえば，キリスト教文化のなかで生まれた12ステップ・プログラムをわが国で実施しても同じ効果が見込めるのかなどは，検証してみないとわからない。スキル訓練を行なう場合，欧米社会で適応的なスキルとわが国のそれとでは異なっているかもしれない。家族療法についても，欧米とわが国では家族システムや家族の在り方が大きく異なっているだろう。したがって，新しい治療を実施するためには，わが国の臨床現場で臨床試験をする必要があるし，それがなされていないのであれば，実際の患者に適用してはならない。繰り返すが，それは人体実験と同じだからだ。

V　EBM 時代の臨床態度の具体例

　最後に，EBM 時代に求められる臨床態度について，具体例を用いて解説したい。たとえば，連続飲酒を繰り返しているアルコール依存症患者が現れたら，その患者に対してどのような治療方略を取ればよいだろうか。

　アディクションにおける根強い神話の一つとして，「禁断神話」というものがある。アルコール依存症治療の場合，「一滴でも飲めばまた依存症に逆戻りするので，アルコールを一滴も口にしてはいけない」ということが，わが国ではまことしやかに語り継がれている。たしかにそのような患者もいるだろうし，治療者側もそのような苦い経験をたくさんしてきたのだろう。しかし，そこにエビデンスはあるのだろうか。「私はこれまでこのような患者を山ほど見てきた」というのは，Practice-Based Evidence である。これを疑いもなく受け入れ続けているのであれば，それは複製モードの臨床態度であり，前 EBM 的である。

　実際のところ，アルコール依存症患者のなかには，たとえアルコールを一度飲んだとしても，連続飲酒にならない者もいるし，病気が再発（relapse）

しない者もいる。Marlatt & Witkiewitz（2005）は，一度の失敗（lapse）と完全な再発（relapse）を区別することの重要性を強調する。つまり，一滴のアルコールを口にしたとしても（lapse），必ずしもそれが連続飲酒（relapse）になってしまうわけではないし，それが治療の失敗を意味するわけではないということだ。

　したがって，治療においては，ラプスを未然に防ぐことに全力を尽くす一方で，万一ラプスに陥ってしまった場合は，そのときの対処スキルを教えたり，その場合に陥りやすい認知を再構成したりして，リラプスへの進展を防止することが重要になってくる。ラプスへの対処をラプス・マネジメントというが，もし飲酒してしまったらどのようにするかを，あらかじめ十分に話し合っておく。具体的には，「1杯でやめて，友人や病院に電話をする」，「安全な場所に移動する」などの方法がある。

　また，認知再構成は以下のように行なう。たとえば，「自分はもうダメだ。そもそも断酒などできないのだ」という認知から，「この失敗は褒められたものではないが，何が失敗につながったのかを再点検することで，二度と同じ失敗を繰り返さないようにしよう」という認知に変える。治療者側の認知再構成も必要である。「治療は失敗だった」「この患者は言うことをまったく聞いてくれない」などと匙を投げてはいけない。ラプスは自然な治療経過なのであり，治療の失敗でもなければ，治療への抵抗でもない。あるいは，治療のどこを補強する必要があるのかを教えてくれるものでもある。

　これは自転車の練習にたとえるとよく理解できる。断酒を継続するということは，自転車の練習をするようなもので，転ばないに越したことはないが，道路のくぼみにタイヤを取られて転ぶことは実際のところしばしば起きてしまう（ラプス）。しかし，そうなったからといってそれまでの練習が失敗だったということはないし，それ以降の練習をやめる理由にもならない。大事なことは，再度自転車にまたがってペダルを漕ぎ続けることであり，今度は道路のくぼみによく気をつけることである。

　もちろん「一滴でも飲んではいけない」というゼロ・トレランスの立場は，患者に断固とした断酒への動機づけと覚悟を持たせるというプラスの面もある。しかしその一方でラプスから完全なリラプスへと破滅的に後押ししてしま

う危険性もはらんでいる。なぜなら，禁断神話にがんじがらめになってしまうと，ラプスへの対処をおろそかにしがちだからである。「もし再飲酒してしまったら，こう対処しましょう」などと患者に話すことは，再飲酒を許容してしまうように受け取られるといけないという気持ちから，再飲酒について考えること自体がタブー化してしまうのである。

　誰でも彼でも「完全断酒」という画一的な治療目標を設定し，節酒を治療目標（あるいは中間的な治療目標）とすることは一切認めないということも，エビデンスを無視した時代遅れの治療であると言わざるを得ない。EBM は治療の選択肢を増やすものと述べたが，ここでもそれが当てはまる。本人の心身の状況やこれまでの飲酒歴を詳細にアセスメントしたうえで，治療を選択すべきである。

　一方，本人の状況から見て完全断酒しか選択肢がないのに，それを受け入れない患者もいるだろう。その場合，本人の意向を酌んで「節酒」をゴールにするというのは，正しい選択でもない。それは，患者の価値観の尊重というよりは単なる迎合である。とはいえ，このまま飲み続けるとどうなってしまうかという「恐怖メッセージ」を伝えて，脅したり説教したりするのも効果的な対処ではない。このような場合にエビデンスがある治療法は，動機づけ面接法である。

　このように，患者の状態によって，治療目標も変わってくるし，行なうべき治療法もスキル訓練，認知再構成，動機づけ面接法などさまざまである。十分なアセスメントを行ないつつ，本人とよく話し合いながら，協働作業で最善の治療法を選択していくのが EBM の実践である。

おわりに

　以上，アディクション治療における EBM について，その定義と求められる臨床技能について述べた。「ずいぶん面倒くさい」「こんなことはいちいちやっていられない」などという感想を持った読者もいたかもしれない。

　しかし，われわれは日々の臨床で，患者に対して長年親しんできた慣習や態度を捨て，新たなライフスタイルを身に付けるように指導しているのではないだろうか。そのわれわれが古い臨床態度に固執して，新たなスタイルを拒否し

ていたのでは，専門家として自己矛盾も甚だしい。

　エビデンスは日々新しくなり，新しい治療法もたくさん開発される。熱心な治療者はそれらを学び，身に付けようとするだろう。本書でもこの後，それぞれの分野の権威が，新しい治療法を紹介している。しかし，それを臨床で活用する際にも，EBM 時代の臨床態度が求められることは言うまでもない。新しいことを学ぶのは重要だが，それをそのままコピーしていたのでは，本人は新しい臨床実践をしているつもりでも，じつは古い前 EBM 的な臨床と何ら変わることがない。

　EBM は何よりも患者のためにある，そしてそれを実践するにはわれわれ自身の態度改革が重要なのだということを最後に再度強調しておきたい。

文　　献

American Psychiatric Association（2010）Practice Guideline for the Treatment of Patients with Substance Use Disorders（2nd Edition）.（http://psychiatryonline.org/pb/assets/raw/sitewide/practice_guidelines/guidelines/substanceuse.pdf［2019 年 10 月取得］）.

Chambless DL & Hollon SD（1998）Defining empirically supported therapies. Journal of Consulting and Clinical Psychology 66 ; 7-18.

Chambless DL & Ollendick TH（2001）Empirically supported psychological intervention : Controversies and evidence. Annual Review of Psychology 52 ; 685-716.

Crits-Cristoph P（1992）The efficacy of brief dynamic psychotherapy : A meta-analysis. The American Journal of Psychiatry 149 ; 151-157.

Dickersin K, Straus SE & Bero LA（2007）Evidence-based medicine : Increasing, not dictating, choice. BMJ 334 ; S10.

Eysenck HJ（1985）Decline and Fall of the Freudian Empire. London, Penguin Books.（宮内勝・中野明徳・藤山直樹，他訳（1988）精神分析に別れを告げよう―フロイト帝国の衰退と没落．批評社）

Guyatt G, Haynes B, Jaeschke R et al（2002）Introduction（The philosophy of evidence-based medicine）. In : Guyatt G & Rennie D（Eds）: Users' Guides to the Medical Literature. Chicago, MA Press, pp3-11.

原田隆之（2010）薬物依存症治療に対する新しい方略―Matrix モデルの理論と実際．日本アルコール・薬物医学会雑誌 45（6）; 557-568.

原田隆之（2015a）エビデンスに基づくアディクション治療．日本アルコール関連問題学会雑誌 17（2）; 1-7.

原田隆之（2015b）心理職のためのエビデンス・ベイスト・プラクティス入門―エビデンスを「まなぶ」「つくる」「つかう」．金剛出版.

樋口進・齋藤利和・湯本洋介編（2018）新アルコール・薬物使用障害の診断治療ガイドライン．新興医学出版社.

Kalitzkus V & Matthiessen PF（2009）Narrative-based medicine : Potential, pitfalls, and practice. The Permanente Journal 13（1）; 80-86.

Lilienfeld SO, Ritschel LA, Lynn SJ et al.（2013）Why many clinical psychologists are resistant to evidence-based practice : Root causes and constructive remedies. Clinical Psychology Review 33（7）; 883-900.

Lipsey MW & Wilson DB（2001）Practice Meta-Analysis. Thousand Oaks, Sage Publications.

Marlatt GA & Witkiewitz K（2005）Relapse prevention for alcohol and drug problems. In : Marlatt GA & Donovan DM（Eds）: Relapse Prevention : Maintenance strategies in the treatment of addictive behaviors. 2nd Edition. New York, Guilford Press, pp1-44.（原田隆之訳（2011）リラプス・プリベンション—依存症の新しい治療. 日本評論社）

Medical Research Council（1948）Streptomycin treatment of pulmonary tuberculosis : A Medical Research Council investigation. British Medical Journal 2 ; 769-782.

Sackett DL, Straus SE, Richardson WS et al（2000）Evidence-Based Medicine : How to practice and teach EBM. 2nd Edition. London, Churchill Livingstone.

Schulte D, Kunzel R, Pepping G et al（1992）Tailor-made versus standardized therapy of phobic patients. Advances in Behaviour Research and Therapy 14（2）; 67-92.

Smith ML & Glass GV（1977）Meta-analysis of psychotherapy outcome studies. American Psychologist 32 ; 752-760.

Torgerson DJ & Torgerson CJ（2008）Designing Randomised Trials in Health, Education and the Social Sciences : An introduction. Basingstoke, Palgrave MacMillan.（原田隆之・大島巌・津富宏, 他監訳（2010）ランダム化比較試験（RCT）の設計—ヒューマンサービス, 社会科学領域における活用のために. 日本評論社）

津谷喜一郎（2012）日本のエビデンスに基づく医療（EBM）の動きからのレッスン.（国立教育政策研究所編）教育研究とエビデンス—国際的動向と日本の現状と課題. 明石書店.

第3章

動機づけ面接法

● 「底つき」を待たない物質使用障害の新しい治療法

後藤　恵

はじめに

　動機づけ面接法は，動機の乏しいアルコール依存症の患者に，治療動機を構築するための面接法として華々しく登場した。依存症の患者は，治療を拒否することで知られており，それ以前は「底をつくまで治療はできない」とされ，「底をつくためには好きなだけ飲むしかない」と信じられていたので，底つきを待って飲み続けた多くの患者が無残な死を遂げていった。1991年に出版された動機づけ面接法は，「底つき」を待つことなく治療動機の構築が可能であり，飲酒行動を変えるためにクライアントを指導できると実証した。以来，物質使用障害の治療は，動機づけ面接法を用いて実施されるようになった（Miller & Rollnick, 1991a）。

　動機づけ面接法では，依存症者の治療動機が乏しいことや曖昧なことを，性格の欠陥や意志の問題とはみなさず，アルコールの影響による脳機能障害として理解する。障害された脳機能に配慮しつつ，患者が自分自身の価値観にかなう目標を選択し，その目標を獲得するために，自ら飲酒行動を変える決断を促すように，面接を組み立てる。すなわち，動機づけ面接では，依存症者の否認や抵抗を注意深く回避しながら，反映的傾聴によって共感を表し，良好な治療関係を通して断酒の動機を形成する。本章では，動機づけ面接の基本的概念と原理について解説し，具体的な技術とその臨床的な適用を紹介する。

I 『底つき』を待って好きなだけ飲ませる技法の問題点

症例1　53歳　管理職会社員

　会社の検診で肝機能障害と糖尿病を指摘され，産業医の助言に従って休暇を取った。自宅療養中は，資料の整理や書籍の読了に時間を費やし，普段と同じように忙しく生活。夕食には，通常より少ないものの，ビール500ml缶を3本飲んだ。肝臓に良くないのでは？と妻の意見はあったが，断酒すべきと言われなかったので，この程度は良いと考えた。療養期間が終了間近となって血液検査を受けたところ，肝機能の悪化を指摘され，慌てて専門クリニックを受診。妻の言う通り禁酒すべきであったと，後悔している。

症例2　32歳　出産後退職した女性社員

　大学卒業後就職したが，女性にはお茶くみや資料の整理など補助的な仕事しかなく意欲を喪失。同窓生にプロポーズされて結婚し，第一子を出産。会社に戻ったが，保育園の送迎に時間がかかり，子どもが熱を出すたびに休みを取るしかなかったので退職した。出産後は授乳のため禁酒していたが，ストレスを発散しようと飲酒再開。夕方から台所で飲み始め，やがて昼から飲むようになり，今では朝から飲まないと動けない。自分でもおかしいと思うが，夫には内緒にしている。子どもと二人だけの生活が息苦しく，飲まなければやっていけそうにない。どうしたら良いかと途方に暮れる。

症例3　67歳　退職後に飲酒量が増加した男性

　大手商社を定年退職。妻と二人で旅行を楽しむ。ワインを毎晩2～3本。妻はあまり飲まないので，ほとんど一人で飲んでいた。そのうち朝から飲み始め，10日間ほど寝たり飲んだりが続く連続飲酒を経験。その間の記憶がほとんどなく，自分でもぞっとしたので精神科を受診した。精神科医に，「依存症です。断酒してください」と言われて立腹し，喧嘩して帰ってきた。独力で飲酒量を減らそうとしているが，うまくいかない。仕事を

して妻子を養ってきた自分が依存症であるはずはないと思っている。

症例4　25歳　内気な派遣社員の女性

　もともと内気で話すのは苦手。派遣された会社の正社員にデートを申し込まれ，同僚に「緊張する」と打ち明けたところ，少し飲めばよいと助言された。父親が毎晩飲むので，彼女も飲んだ経験があった。デートの前に飲むと，男性と気楽に話ができて楽しかった。少しでもお酒に強くなりたくて，ウィスキーを部屋に持ち込み，毎日ちびちび飲んでいる。先日，彼と一緒に飲んで意識を失い，帰りのタクシーで失禁した。彼に連れられて精神科を受診。担当医は「やめる気持ちになったら来てください」と，あっさりしたものであった。助言をもらえると期待していたのでがっかりした。このまま飲み続けて大丈夫なのか？　「やめる気持ち」って，どういう意味？　わからないまま今日も飲んでいる。

　従来の面接法（強制的直面化技法：confron-tational approach）では，彼らを断酒の決意に導くことはできない。従来は「底をつかなければ治療できません」「好きなだけ飲んで底をつきなさい」「底をついたら依存症を認めますよ」「依存症を認めて，断酒したくなったら来てください」と指導されていた。その結果，ほとんどの患者は二度と診察に来ない。なかには，好きなだけ飲みなさいと言われたいために診察に来て，命をすり減らしながら飲み続ける患者もいた。彼らも，いつかは「底をついて」やめたいと言うかもしれないが，それまでにどれほどの時間を浪費するか，見当もつかない。実際，「底をつく」前に認知症になったり，死亡したりする患者は多かったのだから。

　症例1の患者は，仕事を続けるために断酒に取り組む可能性がある。会社の命令であれば入院も辞さないであろう。EAP（Employee Assistance Program）がアメリカで産声をあげた経緯は，まさしくそのような職場命令に始まったのである。症例3の高齢男性は，記憶障害を怖れて断酒を試みている。専門クリニックで動機づけ面接を受け，適切な処方薬をもらえれば，断酒にこぎつけるであろう。

　症例2と4の患者は，戸惑いながらも飲み続け，問題が表面化してから，も

う一度精神科を訪れることになるであろう。その時に，彼女たちは何歳になっているだろう？　飲酒量によっては，その前に認知症や癌を発症するかもしれない。

　若年の患者が大量に飲み続けると，その間に同年齢の人々が経験して身につける社会的機能や役割を学習できない。大量飲酒によって日中の経験を忘れるので，経験を組織化し学習として蓄積する脳の機能が働かないのである。若年の依存症者が回復し難いのは，このような経験の不足によるところが大きい。アルコール依存症の一般的な治療モデルは，職業に就いて家族を養っている成人男性を対象に作成されたものであり，若年者や女性には不向きである。欧米の治療施設（治療共同体と言わない！ ^{注1)}）では，25歳以下で未婚，未就労の患者を治療するために，SST や OT をふんだんに取り入れた，特別なプログラムを用意している。女性に対しては，自己表現トレーニングなどが追加される。

II　動機づけ面接とは何か？

　底つきを待って好きなだけ飲ませ，患者が依存症を認めて「断酒します」と決意するまで，医療関係者は何もできず，治療できないとされた依存症の世界に，動機づけ面接法は画期的な治療法を提案した。それまでは不可能とされた，医療関係者のかかわりによる動機の構築が，可能であると実証したのである。それは，肺結核の治療薬や天然痘ワクチンの登場に匹敵する衝撃を与えた。座して死を待つしかないとされた依存症の患者が，続々と断酒して回復し，新しい人生を手に入れる姿が目撃されたのである。

　動機づけ面接法によれば，どのような症例も治療できる。この面接法は，患者が援助を求めることなく，一人で断酒の決意に到達すべきであるとは想定しない。動機づけ面接法では，その人がどのような人生を送りたいか，どのような人でありたいかを重要視する。面接者は，患者の人生の目標を最上位に置き，目標の獲得に全力を注ぐように促す。

　断酒は，それまで飲酒によって「なんとかしてきた人生」を変えることを意

注1)　治療施設：初期には治療共同体と呼ばれたが，現在では医療保険で賄われるので，治療施設と称される。これに対して AA（Alcoholics Anonymous）全体は，無償の行為によって成り立つので治療共同体と呼ばれる。

味する。断酒は患者から大切な何かを奪う。したがって，断酒それ自体は目的
にならない。面接者は，患者に獲得すべき目標を意識させ，目標の獲得を掲げ
ることによって，断酒を手段に格下げする。大切な目標を獲得するためであれ
ば，人は頑張る。患者の頑張りどころを明確化することによって断酒（や節酒）
を可能にするのが，動機づけ面接法である。

　動機づけ面接法では，治療の動機が曖昧なことや断酒の決意ができないこと
を，性格の欠陥や意志の弱さとみなさない。著者たちは，依存症者が断酒の決
意に至らないのは，飲酒と断酒の両方に心惹かれて，迷っているからであると
解説し，それを両価性または両価的状態と名づけた。両価性は決して新しい
概念ではないが，治療の動機が形成されない原因として両価性を措定したとこ
ろに，この面接法の独自性がある。すなわち，『大切なことを決めるのに，人
は誰でも迷う。それは自然な態度である』と，著者は述べている（Miller &
Rollnick, 1991a）。

　動機づけ面接法では，断酒を直近の目的とせず手段に格下げするが，断酒し
ないことを勧めているわけではないことに，注意を喚起しておきたい。断酒以
上の目的を創出することによって，断酒を容易にするための，心理的価値の置
き換えを勧めているのである。

Ⅲ　物質使用障害の治療において考慮すべき心理的特徴

　物質使用障害の治療は，しばしばもっとも難しいとされてきた。その理由は，
患者が治療に同意せず，家族や友人が治療を勧めても，なかなか聞き入れよう
としないからである。患者は，自分がもたらしている迷惑や不幸を無視して，
自己中心的な理由で言い逃れようとする。家族や友人が，事実と言い訳の齟齬
を追求すれば，彼らは事実を曲げて言いはり，明らかな嘘によって飲酒や薬物
使用を隠そうとする。このような行動は，アルコールや薬物による脳機能障害
のためであり，渇望現象に追い立てられているからである。

　物質使用障害の患者を治療するには，彼らの心理的特徴を理解する必要があ
る。そうでないと彼らの嘘や無責任な行動に振り回されてしまう。彼らは待つ
ことが苦手で，短時間に物事が決することを望む。彼らは待たされると怒る。

自分にも他者にも厳しく，完全主義的で，白黒をはっきりさせたがる。彼らの多くは，勝ち負け思考に捉れており，相手が正しければ自分は負けると考え，負けたくないというだけで，明らかに正しい意見をも退ける。些細な事実から，全体を敷衍して考える傾向があり，過度な一般化と呼ばれる思春期的な心性を持つ。関連のないところを関連付けて考えたり，微細な点に拘泥して俯瞰的な視点を失ったりする。彼らは自分の考えに固執し，他者の意見を受け付けないので，尊大で自信ありげに見えるが，自尊心は低下していることが多い（Twerski, 1997）。

IV　動機づけ面接法の基本的態度とコミュニケーション

　どのように語り掛ければ，問題に気がついていない患者や，気がついてはいても，問題と飲酒の関連を十分に理解していない患者にかかわることができるのか？　どうすれば，彼らが，私たちと一緒に困難な治療に取り組む気持ちになるのであろうか？

　動機づけ面接法では，正確な共感性が最も重要視される。共感性とは，受容と理解を意味する。賛成ではないとしても，「あなたの立場であればそのように感じ，考えるでしょう。それはもっともなことです」と理解を示す態度である。動機づけ面接法は，正確な共感性によって良好な治療関係を築くところに特徴がある。正確な共感性を補完する面接者の態度は，押しつけがましくない温かさと誠実な態度である。

　動機づけ面接法では，コミュニケーションスタイルに気を配る。通常のコミュニケーションは，『話す』と『聞く』から成っている。話すことは面接者の考えを伝え，問題を解説するために用いられる。患者が，避けたいと望む課題に向き合うように勧める時には，命令的に聞こえるであろう。動機づけ面接法では『聴く』ことに多くの時間を費やす。心を傾け，思いを込めて聴くことが重要である。聴くことによって患者の言葉は受容される。

　動機づけ面接において最も重要なコミュニケーションは，『誘導』（guide）である（Rollnick・他，2010）。もし誘導がなければ，動機づけ面接はロジャース派のクライアント中心面接と相違しない。そのような技法では，変化や治療

を望まない段階にある，前熟考期や熟考期（Sutton, 1996）の患者と協働して，彼等の治療動機を構築することはできない。

　面接者は，患者が進みたいであろうと想定できる方向に，一歩先んじて患者の背を押す。この技術は動機づけ面接法に特徴的である。その方向は，患者の言葉を数多く引き出し，二人の間に積み上げて観察し，分析することによって発見できる。面接者は，患者の希望や夢，人生の目標，失いたくない価値など，さまざまな要素を組み合わせて，患者が目標とする人生の価値を探り当てる。ほとんどの患者は，健康・職業的成功（収入や地位を含む）・家族の愛情のいずれかに，目標となる価値を見出すとされる。患者の価値観は，面接者の常識や希望とは，必ずしも一致しないことに留意されたい。断酒という喪失に耐えてでも手に入れたいと思う，目標や価値が獲得できるのでなければ，患者は断酒に取り組まない。たとえ短期的には断酒に成功しても，重要な価値が手にはいらなければ，断酒は継続されないものである。

　次に，症例の目標を紹介する。彼らの目標は，面接の中で表出された思考や感情を手掛かりに探り当てられる。自分自身で目標を明確にする人もいるが，さまざまな脳機能障害を持つ患者たちは，面接者の援助によって徐々に目標を意識し始める。

　　症例1：会社での地位が生きがいであり，経済的基盤も地位あればこそと考えている。これからも元気に働いて，さらに昇進したいと望んでいる自分に気がついた。そこで，健康でさらに働き続けることが目標として確認された。

　　症例2：仕事も結婚も成り行き任せで，自分が満足する生き方について考えたことがない。子どもと二人で過ごす日常は，社会で活躍する友人たちとの距離を象徴する足かせのようであり，うつうつとして生きる希望を失ったと感じてしまう。子どもはかわいいし，夫はやさしく理想的な家庭なのに，悲しくて泣いてばかりいる。それがうつ病の症状であるとわかったので，当面はうつ病からの回復が目標となった。

　　症例3：妻との生活に満足しているが，多忙な会社員人生を失った喪失感に気がついた。気ままに飲んで暮らすのが夢だったが，このままでは認

知症になるのではと心配になった。認知症予防の情報を集めていると，飲酒は認知症の危険因子という記述に目が留まった。今では認知症にならずに，健康で長生きしたいという目標を持っている。

　症例4：お酒に強くなりたい一心で毎日飲んでいたが，失禁したのでショックを受けた。この頃では，飲み始めると一気に飲んでしまい，すぐに意識を失ってしまうので，彼と楽しくおしゃべりという当初の目標は消し飛んでしまった。以前のように，ちょうどよく飲みたいけれど……，それは目標になるのだろうか？

V　変化の5段階を判定し段階ごとに援助を変える

　患者が行動を変えるには，以下の五つの段階を通るとされる。すなわち前熟考期，熟考期，決断期（準備期），実行期，維持期の5段階である。前熟考期は，問題に気がついていないか，重要ではないと考えている段階であり，熟考期は，問題と飲酒や薬物使用の関係について考え始める時期である。動機づけ面接法では，熟考期の患者は両価的状態にあると考え，飲酒と断酒のプラスとマイナスを徹底的に検討して，患者が断酒に気持ちを傾けるよう援助する。これらの5段階は，Prochaska と Di Clemente が，禁煙のプロセスを研究して提唱した仮説であり，依存症の治療と回復の過程で広く使用されている（Sutton, 1996）。

　治療の動機にはほど遠く，問題や疾患があることを理解していない（前熟考期）か，または問題があることに気がついても，問題や疾患の原因が飲酒にあるとは理解していない（熟考期）人たちを，動機づけ面接の第一段階にあるという。彼らは動機の曖昧な人，または乏しい人たちである。

　患者が，自分の問題や疾患は大量飲酒の結果であると理解して，断酒の決意を固めるのが決断期である。この決意に従って断酒を実行し（実行期），さらに断酒を継続する（維持期）人々は，動機づけの第二段階にあるという。

　ここで注意すべきは，断酒を選択したからといって，彼らの動機が十分に強固であるとは限らないことである。決意を固めさせようとして，いたずらに時間をかけるよりも，動機づけ面接では，曖昧な動機であっても期限付きの断酒

を選択して，飲まない経験ができるように治療を組み立てる。短期間の断酒を，成功体験として積み重ねることによって，患者は徐々に強固な動機を獲得する。

　従来の治療法では，恒久的な断酒を理想として再燃を忌み嫌い，人格的欠陥であるかのように非難したため，患者は短期の断酒を成功体験として把握できなかった。せっかくの断酒を『できたこと』として賞賛せず，その後の再飲酒を『とんでもない失敗』であるかのように追求し指弾すると，直前の断酒体験がかすんでしまう。しかし実際の断酒は，公にであれひそかにであれ，小さな断酒の成功体験を積み重ねて，より長く，より確かな断酒へと辿り着くものである。したがって，動機づけ面接法では，断酒における時々の再飲酒を想定し，そこから素早く立ち直るための手順を用意しておく。

　さて，動機づけの諸段階にある患者を，私たちはどのように援助すべきであろうか？

　前熟考期の患者は，問題の所在を理解していないので，その重要性について情報を提供する。この時期の患者は，問題を知らないので，大量の情報を聴く用意はできていない。そこで情報提供の直前に，患者の許可を得る手続きによって興味を引き，短時間で印象的な情報を伝える。熟考期には，患者は飲酒と断酒に心惹かれて迷っているので，両価性について十分に検討するよう，注意深く面接しなくてはならない。ここでは，利益損失対照表の作成などにより，飲酒の利益と代償および断酒の利益と代償を四つの視点から検討する。飲酒の不利益と断酒の利益を検討するだけであれば，患者は面接室を出たとたんに飲酒の利益を思い浮かべて，飲酒行動に走る（Miller・他，2012）。

　決断期に到達し，断酒の決意を固めて診察に訪れる患者に対しては，飲酒の不利益と断酒の利益を確認するだけでよい。すでに断酒を目的として行動する用意ができているからである。実行期の患者には，断酒に向けて行動的な枠組みを提案する。すなわち，入院・通院・専門的な作業所（MAC・DARC など），AA や NA および断酒会などの相互援助[注2] グループを紹介する。入院や通院

注2）相互援助グループ：以前は "自助グループ" と呼ばれたが，近年相互援助グループ（mutual support group）という呼称が好まれている。依存症者は，人に援助を求められずに物質に依存するという問題がある。"自助グループ" という名称は援助の希求を遠ざけて，物質依存を強化するので，相互援助という呼び名が選択される。

であれば，その場で予約を取って受診の日時を決める。相互援助グループであれば，メンバーを紹介して仲間同士のつながりを作るきっかけを与えておくと良い。

Ⅵ　動機づけ面接法の原理

　動機づけ面接を可能にする原理とは，以下の四つである。面接者は，患者が自由に話すよう，良好な関係を作って，患者の自己探求の過程に寄り添う。四つの原理を心にとめ，誘導によって患者の方向を修正し，疾患の治癒や問題の解決を追求する（Miller・他，2007）。

　①患者に対する共感を態度に表わす。

　②患者が理想の自分（またはあるべき姿）と現実の自分を比較し，その相違を十分に認識できるように，矛盾を拡大する。矛盾が十分大きくなり，患者がその違いを理解して，どちらの自分が本当の自分か，どちらが生きるに値する人生かと考えることができれば，患者は断酒・断薬して，本来の人生を送るほうを選ぶ。

　③患者の抵抗に出会ったら，説得して論破しようとせず，一度は傾聴で受容して共感を示す。その後，質問によって面接の流れを変える。従来の治療では，抵抗に対して正面から打ち破ることを勧めていた。しかし，そのような対決的技法は，患者の反感を引き出して，良好な治療同盟を妨げる。反対に，動機づけ面接法では，抵抗を打ち破ろうとしない。患者のささやかな自己主張を，柔らかく受け止めて共感を表明する。そのうえで，患者の意見や主張の根拠を問い，あるいは実行の方法を尋ねる。その主張が，どのように患者の利益を保証するのか？　価値の獲得を妨げるのではないか？　あくまでも，患者の立場に立ち，共感を基礎として，患者の思考が深化するように質問を重ねる。

　④患者の自己効力感を育む。物質使用障害の患者は，時になかなか断酒・断薬しないように見える。その理由はいくつかあるが，重要性の認識が不足しているか，自信の欠如であることが多い。人は，変化を選ぶために，変わる能力を信じる必要がある。自信のない人は，変わる見通しが持てないために，変わろうとしない。患者が，飲酒や薬物使用をやめるためには，十分な自己効力感

が必要であり，面接者は患者の自己効力感を育むよう心がけなければならない（Miller & Rollnick, 1991b）。

Ⅶ　動機づけ面接法の技術
──OARS を用いて CT を引き出す

　動機づけ面接では OARS と呼ばれる技術を用いて，CT（change talk）を引き出す。

　CT とは，問題行動を変えようという決意・希望・必要などを述べる言葉である（後藤，2015）。

　　O：Open Question（開かれた質問）
　　A：Affirm（褒める・認める・肯定する）
　　R：Reflective Listening（反映的傾聴）
　　S：Summary（要約）

　開かれた質問とは，ハイ・イイエでは答えられない質問のことである。典型的には，「なぜ？」「どうして？」「どのように？」「もう少し詳しく？」「具体的には？」などが用いられる。開かれた質問では，患者が自分で考えて答えるという練習ができる。依存症の患者は，記憶障害や思考力・判断力の低下に悩まされているので，治療においては脳を賦活させ，機能を回復させなくてはならない。記憶障害を患っている彼らは，訊ねられたことに「はい」「いいえ」と返答しているだけでは，質問と答えの内容を記憶に残すことさえ難しい。しかし，開かれた質問によって考え，自分の言葉で返答する練習を重ねれば，自分の思考や感情を記憶し，経験に基づいて判断し，正しい行動を選択することができるようになる。

　褒める・認める・肯定するという作業が，面接者が積極的に治療同盟を構築するために，非常に効果的な技術である。褒めてくれる人は，理解してくれる人であり，味方であると考えられる。そういう人を嫌ったり，敵に回したり，喧嘩をしたりすることはあまりない。できればもっと理解してもらって，もっ

と助けてもらいたいというのが患者たちの本音であろう。不本意にも，患者という弱者の立場に押し込められてしまった自我を，何とかして立て直そうとする時，褒めてくれる人，認めてくれる人は，自己評価の低下から，彼らを救い出してくれる。面接者は，この技術によって患者の信頼を得て，本音を話してもらえるようになる。そこで，効率よく動機が構築できる。

　反映的傾聴は，動機づけ面接法の中心的な技術である。動機づけ面接法はロジャース派のクライアント中心面接法を基礎としている。この面接法では，面接者は基本的に患者の言葉を反映するのみであり，方向を変えたり付け加えたりしない。患者の立場から見るに，この方法で面接してもらうと，自分の言葉が返ってくるだけなので，面接者の質問に返答しなくてはならないという対人的構えを取らずにすむ。すなわち，自分の思考に向き合い，これを深めて，自分の経験を探る作業に没頭できる。自分の心の闇へひたすら降りていく作業に集中できるのである。動機づけ面接法では，これを「患者の心の迷いの森を一緒にさまよう」ことにたとえる。面接者は一緒にさまよいながら，案内者として進むべき方向へ患者をいざなう。しかし，あくまで一緒に迷っているという態度で臨むので，患者から見て，振り回されているとか，思いもかけないほうへ引きずられているとは感じられない。進む方向が，患者の望む価値や目標を獲得する方向に一致するので，満足度は高い。

　反映的傾聴に依れば，患者の価値観や人生の目標も聞き取ることができる。断酒という喪失に耐えてでも，患者が獲得したい目標を明確にすることこそ，治療動機の構築に最も重要な点である。こうして患者の目標が定まると，面接者は，患者の不安をあおったり，恐怖感を刺激したりせずに，面接の方向を決定できる。患者の話のなかから，目標の獲得にかなう話題を選択し，関連した質問をする。この話題は，あくまでも患者の話のなかから選ぶことが非常に重要である。思いもかけない方向の変更は，簡単に患者の目に留まる。すると，支配されるのが嫌いな彼らは，支配権を取り返そうとして，内容の良否を問うことなく反抗し，逆の方向へと走り出すからである。

　反映的傾聴によって面接の方向を決定するには，以下の手順で面接を行う。もし，患者の主張が正しければ単純に反映し，さらに要約する時に，もう一度耳に入れる。反対に患者の意見が合理的でなく身勝手だったり，現実を誤って

認識していたり，社会的価値に反していたりするならば，一度は単純に反映して受容し，次に質問によって流れを変える。患者の発言内容が，取るに足りない場合や話題にしないほうが良い場合は，反映しないという選択もある。無視することによって，価値がないという判断を伝える。

　折々に患者の話を要約して，患者と共有すべき重要な話題を確認する。患者は，さまざまなことを語る。面接者の目から見れば無用なことや，当面は不要な情報も数多く語られる。不要な情報は要約する時に割愛して，重要な点に関心を集めることが大切である。

　面接者が，患者の治療動機を形成するためには，患者の価値観と懸念を明らかにし，懸念事項と飲酒行動の関連を明らかにして見せなくてはならない。そのためには，不要な情報をそぎ落とし，重要な部分を患者の長期記憶に定着させる必要がある。私たちの記憶は，3度聞くことにより短期記憶から長期記憶に移る。患者は，自分の発言を自分の耳で聞き，次に面接者の反映を聴く。これが2度目であり，患者の記憶に定着させたい重要事項を要約して聞かせれば，それは3度目になる。ここで反映された内容は，要約された形で患者の長期記憶に残る。

　動機づけ面接では，患者が自ら考え，自分で選択して決断し，自分の言葉で語る過程を重んじる。自分で考えて発言したことは忘れないし，実行する可能性は高いからである。

　そのためには，患者に重要事項を記憶してもらい，自分の価値観にかなうことは何か，目標の獲得にはどうすべきかを，考えてもらわなければならない。要約された重要事項は，そのための確かな材料を提供する。反映的傾聴を用いた面接の実際を以下に記述する（症例2・3）。

症例 2

　『飲まなければやっていけません』「飲まなければ……（部分的反映）」『子どもと二人では苦しくて』「お二人の生活が苦しくて……（単純な反映）」『自分でもおかしいとは思うのよ。朝から飲まなければ，台所に立つこともできないなんて，恥ずかしくて。とても夫には言えないわ』

　「ご自分でも……，朝から飲んで，やっと台所に立てる……，旦那様に

は内緒にされているのですね。(単純な反映)それはおつらいでしょうね。(気持ちを拡大した反映)」「どのような問題が解決されると，少しはお楽になれそうですか？(流れを変える質問)」『飲まなくても朝ごはんが作れるといいわね』「飲まないで，朝ごはんを作りたい……(単純な反映)，それは飲まないと目が覚めないと言うことですか？　それとも手がふるえるのでしょうか？(離脱症状を引き出す質問)」

症例3

『私は依存症ではありませんよ』「依存症ではないと思うのですね(単純な反映)」

「なぜ依存症ではないと思うのですか？(開かれた質問)」『定年まで働いて，妻子を養ってきましたから。それに酒を飲んだからと言って，迷惑をかけたことはありません』「ご家族を養って定年まで働かれたのですね。(単純な反映)飲酒で迷惑をかけたことは一切ない……(拡大した反映)」『一切ないと言うことはありませんよ。酔って転んでけがをしたこともありますし，妻にはずいぶん心配させました』「酔って転んで……，お酒のせいで奥様に心配をかけたとお考えなのですね」『飲み過ぎて肝臓を壊したこともありますし，最近は朝から飲んだ時に，後から考えても記憶がまったくなかったこともあって，怖くなりましたよ』「飲み過ぎて……，肝臓を……，朝から飲んで……，記憶をなくされた経験があるのですね。それはずいぶん怖いことですよね(恐怖を拡大した反映)」

VIII　抵抗に逆らわず，一緒になって進む面接法

物質使用障害の患者は，しばしば治療に抵抗する。動機づけ面接法の第一版では，「自由を奪われると思えば，人は抵抗する」(Miller & Rollnick, 1991a)と述べられている。患者が抵抗するのは，何よりも飲酒の自由を奪われるという恐れからである。しかし，患者の抵抗はそれだけで生じるわけではない。自分が面接者より正しいことを証明しようとすることもあれば，特有の勝ち負け思考に捉われて，勝たねばならないと思っていることもある。近年急増してい

る若年者の場合は，親の期待に応えるという至上命題に固執していることもある。

　動機づけ面接法では，抵抗に出会ったら反映的傾聴によって，その抵抗を柔らかく受け止めることを第一に考え，決して打ち破ったり逆らったりしない。一度は共感を持って受容し，一緒にその意味を味わう時間を共有した後，質問によって方向を修正し，行動を変える方へと誘導する。誘導する時には，患者の持ち出した話の中から適切な話題を選び，患者自身の価値観にかなう目標を獲得するように方向づける。抵抗に応答するには，単純な反映的傾聴・拡大した反映的傾聴・両面の反映的傾聴を用いる。その他，焦点をずらす，視点を変える（または枠組みを変える）技術が用いられる。

　単純な反映的傾聴では，患者は自分の言葉がこだまのように返ってくる声を聴く。自分の言葉であるから，理解しやすく記憶に残る。面接者の口から同じ言葉を聞くと，共感されていると実感できる。面接者は，実際には不要な部分を落として，部分的な反映にとどめることもある。選択する内容によって同意を示し，捨てる部分には同意できないことを暗に伝えているが，その点に抵抗する患者は滅多にいない。

　拡大した反映的傾聴は，誘導に大変役に立つ技術である。患者の希望や，進む方向性をちょっと拡大して，短期間の断酒の試みが繰り返されることを期待してみせたり，もっと長期間にのばしたり，疾患が治癒するまでという目標を提示するのに用いられる。拡大がわずかであり，誘導される方向が患者の価値観にかなえば，この誘導は成功する確率が高い。

　両面の反映的傾聴では，両立しがたい患者の希望を並べることにより，問題の在処に気がつく良い機会を提供できる。胃潰瘍の患者が，飲酒によって病状を悪化させる，薬を飲まないためにうつ病が悪化している，飲酒を繰り返して就職の機会を失う等は，面接者からは，因果関係が明瞭に見て取れるので，当然の帰結であることがわかる。しかし，患者は，ストレス発散や気分の改善のために飲むという選択（良い面）に，胃潰瘍や肝機能障害または失業（悪い面）が伴うという関係を，十分に理解していない。薬を飲まないという選択（自分の考え[注3]）とうつ病の悪化（悪い面）を並べて見せることにより，関係性を

注3）自分の考え：依存症からの回復過程では患者の狭い認識に固執することを『自分の考えを使う』といい，回復を妨げると教えられる。

明示できる。

　抵抗の内容によっては，焦点をずらしたり，視点を変えたりするほうが良いこともある。

　当面の課題より取り組みやすい課題を見つけて，そちらに話題を変えることを，焦点をずらすという。視点を変えるとは，状況を別の視点で見直して，新しい解決法を見出すことである。動機づけ面接では，抵抗を真正面から打ち破ろうとせず，抵抗の勢いを巧妙に殺ぎながら，患者の進みたい方向へと面接を組み立て直す。患者は，希望する目標が実現するためであれば，自ら断酒を選択する。面接者は，会話の方向を修正しつつ，患者の目標の実現に，飲酒がプラスかマイナスかを問い続ければよい。問題の大きさを理解でき，行動を変える自信が備われば，患者は断酒を試し始め，ささやかな成功を積み重ねる。一気に長期間の断酒を実現しようとするより，短期間の断酒を繰り返しながら，その期間を延長するほうが現実的である。

症例1と4　抵抗の受容と，その後の展開

　症例1：彼の抵抗は，療養中も忙しく生活して病気を無視し，減らしながらも飲酒を継続したことである。問題を極力小さく見積もることによって，ないことにしようとする依存症者に特有の心理が働いている。面接者は，飲酒について咎めることなく受容し，目標の獲得にとって飲酒と断酒のプラスとマイナスについて質問した。健康で働き続け，さらに昇進するという目標のために，彼は断酒を選択した。

　症例4：彼女は，飲み続けて病気を悪化させ，意識消失を重ねるに及んで入院した。入院は父親の意向であり，意志に反して入院させられた彼女は，父親を恨み身の不幸を嘆いた。依存症について何も知らないのに，自分は違うと信じていた。このような心理は，典型的な抵抗とみなされる。担当医は，依存症かどうかにこだわらず，「今困っていることは何か？」と聞いた。彼女は，飲酒しなければ外出できないこと，デートの時にちょうどよく飲めないことを挙げた。医師は，彼女の気持ちに共感しつつ，『ちょうどよく飲めない』という洞察を賞賛した。それが，統制不能という症状

であると聞いて，彼女は妙に納得できた。断酒会やAAの女性仲間に出会い，退院後も，女性の先輩（スポンサー[注4]）に相談しながら断酒に取り組んでいる。

おわりに

　動機づけ面接法は，動機のない物質使用障害の患者に動機を形成し，必要な治療に取り組むよう指導する画期的な方法である。さまざまな疾患の中でも，物質使用障害の患者は，治療に取り組もうとしないことで知られている。特に問題がないと思っている前熟考期の患者や，問題はあるが，飲酒や薬物使用との関連を理解できない熟考期の患者に対して，従来の治療法ではなすすべがなかった。

　動機づけ面接法では，患者と治療同盟を結び，共感を基礎として患者の人生の目標や実現したい価値を聞き取る。そこで患者に，目標や価値の獲得にとって飲酒はプラスかマイナスか，と問いかける。患者は人生を振り返って，幸せを取り戻す（または辿り着く）ためには，飲酒を続けるべきか，それとも断酒すべきかと考える。面接者は，その過程に寄り添って誘導し，患者が満足できる人生を生きられるよう手を尽くす。

　かつて松島義博氏は，サンフランシスコで重複障害者の専門クリニックを運営するにあたり，従来の直面化技法は役に立たなかったので動機づけ面接法を採用したと述べている。このエピソードは，動機づけ面接法が，物質使用障害の治療に占める歴史的位置を明らかにしている。

文　献

後藤恵（2011）相互援助（自助）グループと治療共同体．（福居顯二編）脳とこころのプライマリケア 第8巻 依存．pp507-518，シナジー KK.
後藤恵（2015）内科医のための動機づけ面接法．Frontiers in Alcoholism 3（2）；141-146.
Miller WR & Rollnick S（1991a）Principles of Motivational interviewing. In Motivational

---

注4）スポンサー：AAやNAのメンバーで2年以上断酒または断薬して，後輩の指導をする人のこと。本来は12ステッププログラムを踏んでいる（AAの回復理論を実践している）ことが条件であった（後藤，2011）。

interviewing. pp53-61, London/New York, The Guilford press.

Miller WR & Rollnick S（1991b）What motivates people to change? In Motivational Interviewing. pp14-29, London/New York, The Guilford press.

Miller, WR, 他（松島義博・後藤恵訳）(2007) 動機づけ面接法　基礎・実践編. 星和書店.

Miller, WR, 他（松島義博・後藤恵, 他訳）(2012) 第15章　動機づけ面接法と「変化の5段階」. 動機づけ面接法　応用編. pp2-24, 星和書店.

Rollnick, S, 他（後藤恵・荒井まゆみ訳）(2010) 動機づけ面接法実践入門―あらゆる医療現場で応用するために. 星和書店.

Sutton S（1996）Can "stages of change" provide guidance in the treatment of addiction?: A critical examination of Prochaska and DiClemente's model. In Edwards G & Dare C(Eds) Psychotherapy, Psychological Treatments and the Addictions. pp189-205, Cambridge, Cambridge university press.

Twerski AJ（1997）Addictive Thinking : Understanding self-deception. Minnesota, Hazelden Foundation.

第4章

薬物使用障害に対する
外来治療プログラム「SMARPP」

松本俊彦

はじめに

　これまでわが国は薬物依存症からの回復のための医療的資源が深刻に不足していた。薬物使用障害専門病院はごく少なく，専門医もごく限られている。何よりも多くの精神科医療機関は，薬物使用障害患者を「病者」ではなく「犯罪者」と見なし，「招かれざる客」として忌避的なスタンスをとってきた経緯がある。

　もちろん，ごく少数ではあるが，薬物使用障害患者の治療を積極的に行おうとする医療機関もあった。しかし，その大半は確立された薬物使用障害独自の治療プログラムを提供しているわけではなく，アルコール使用障害の治療プログラムをいささか強引に薬物使用障害患者に援用していたり，援助者の思い込みに依拠した，学術的根拠の乏しい方法で行っていたりした。そもそも，そういった医療機関の多くは，入院によって治療を提供されており，物質使用障害治療の本番である，退院後の地域生活を支えるはずの外来において提供できるプログラムは存在しなかった。

　なるほど，わが国では，自助グループ民間リハビリ施設といった，当事者自身の手による社会支援が，薬物使用障害者の回復を支えてきた歴史がある。しかし，一般にそういった社会資源は医療機関以上に敷居が高く，提供される支援サービスがすべての薬物使用障害者のニーズにマッチしているわけではない。

　このようにわが国では，薬物使用障害からの回復に際して利用できる選択肢が非常に限られているが，今日，薬物使用障害に対する地域の支援資源の拡充は喫緊の課題となっている。その理由は，2013年6月，国会で「刑の一部執行猶予制度」を盛り込んだ改正刑法が成立し，すでに2016年6月に施行されていることによる。この制度は，たとえばこれまで刑務所で3年間服役してきた者ならば，刑務所では2年間だけ過ごし，刑期の残り1年間は刑の執行が猶予され，地域に戻って保護観察所の監督下で治療プログラムを受けることを求めるものである。おそらくごく近い将来，治療を必要とする薬物使用障害者が多数地域にあふれてくるのはまちがいないだろう。

　われわれが開発し，国内での普及を進めてきた「せりがや覚せい剤再発防止プログラム」(Serigaya Methamphetamine Relapse Prevention Program：以下SMARPP）は，このようなわが国の状況のなかで，地域における薬物使用障害に対する支援資源として重要な役割を担うことが期待されている。本章では，このSMARPPの理念と内容，ならびにその効果について概説したい。

I　Serigaya Methamphetamine Relapse Prevention Program（SMARPP）

1. Matrix model と SMARPP

　SMARPPは，その治療理念や様式の多くを，米国西海岸を中心に広く実施されている依存症治療プログラム「Matrix model」(Obert et al, 2000）に負っている。Matrix modelとは，ロサンゼルスにあるMatrix Instituteが開発した，覚せい剤やコカインといった精神刺激薬の使用障害を標的とする統合的外来治療プログラムであり，西海岸では多くの裁判所が，刑務所での服役に代わるプログラムとして，このMatrix modelを指定している。

　われわれがMatrix modelを参考にしたのには，二つの理由があった。一つは，それが，認知行動療法的志向性を持つワークブックを用い，マニュアルに準拠した治療モデルという点である。これならば，薬物依存症の臨床経験を持つ者がきわめて少ないわが国にも導入できる可能性が高いと考えたのである。そしてもう一つは，Matrix modelが精神刺激薬依存を念頭に置いた治療法という

点である。わが国の司法機関でも医療機関でも一貫して最重要課題となってい
る薬物は，いうまでもなく精神刺激薬である覚せい剤だからである。

　ところで，SMARPP という名称にある「せりがや」というのは，このプロ
グラムの最初の試行フィールドとなった，物質使用障害の専門病院，神奈川県
立精神医療センターせりがや病院（以下せりがや病院。現在は同じセンターの
芹香病院と統合されて，単に「神奈川県立精神医療センター」）にちなんだも
のである。筆者は医師になってから5年目の時期にこのせりがや病院に赴任し，
薬物使用障害臨床の魅力に取り憑かれたわけだが，その初心を刻印するつもり
でこの名前を使わせていただいている。

2.　SMARPP の構造

　われわれが開発した SMARPP は，プログラム実施期間は原則として週1回
全16回（2015年より24回に拡大されている）と介入頻度は Matrix model よ
りも少ないが（介入日数の不足は従来の自助グループのミーティングや個別面
接を組み合わせて補うこともある），他のコンポーネントは原則として Matrix
model と同じ構造を採用している。具体的には，週1回のグループセッション
と尿検査の実施を基本とし，動機づけ面接の原則に沿った支持的な介入を大切
にするように心がけている。

　われわれの場合，ファシリテーターの他に，コ・ファシリテーターとして回
復者スタッフ（民間リハビリ施設職員）と，参加者の発表をホワイトボードに
書く板書係という，最低3名のスタッフで，毎回10〜20名の薬物使用障害患
者が参加している。

　グループはオープン・グループとして運営されており，クールの途中から参
加しても内容がわかるようにファシリテートを行っている。また，1クール修
了した者のなかで，2クール目，3クール目の参加者もおり，そうした長期参
加者の多くは断薬を継続しており，すでに自助グループにもつながっている者
も少なくなく，彼らがグループ全体の治療的な雰囲気を作り出してくれている。

3.　SMARPP ワークブック

　われわれは，プログラムの中心をなす認知行動療法のワークブック開発にあ

たって Matrix model で用いられているものを参考にしたが，実際にはかなり大幅な改変がなされている。

　実はわれわれは，SMARPP 開始に遡ること 1 年前の 2005 年より国立精神・神経医療研究センター病院医療観察法病棟の物質使用障害治療プログラム（今村・他, 2012）において，パブリックドメインになっている Matrix model のワークブックを日本語訳して使用していた時期があった。しかし，米国との文化的事情の違いのせいか，この翻訳版ワークブックは使っていて違和感を覚える箇所が多く，また，アルコール・薬物の使用がもたらす医学的弊害に関する情報量が不足している点が不満であった。

　そこで，われわれはそのワークブックを大胆に改訂することにした。もちろん，ワークブックの中核部分は，Matrix Model と同様，薬物渇望のメカニズムや回復のプロセス，さまざまなトリガーの同定と対処スキルの修得，再発を正当化する思考パターン，アルコールや性行動との関連といった，認知行動療法的なトピックを据えたが，これらに加え，痩せ願望や食行動異常と薬物渇望との関係，C 型肝炎や HIV といった感染症に関するトピック，アルコール・薬物による脳や身体の弊害に関するトピックを追加した。

　また，文章全体の記述量も多くした。通常のワークブックであれば，むしろ文章を削る方向に尽力するところであるが，われわれとしては，依存症臨床経験の乏しい援助者が，患者と一緒にワークブックを読み合わせるだけでも，それなりにグループセッションのファシリテーターができるように，ワークブックの記述自体にファシリテーターの台本としての機能を持たせいと考えたのである。その結果，ワークブックは，患者に伝えたい情報が盛り込まれたリーディング・テキストのようなかたちとなり，自習教材として活用することもできるものとなった。

　当初われわれは，ワークブックとして 16 セッション版（SMARPP-16）と 28 セッション版（SMARPP-28）の 2 種類を用意し，実施施設の性質や患者の特徴によってプログラム実施期間の長短が選択できるようにしていた。しかしその後，何度かの改訂を行い，危険ドラッグや睡眠薬・抗不安薬の使用障害，対人関係の問題などのセッションを加えつつ，重複するセッションの取捨選択を行い，2015 年以降は 24 セッション版に一本化している。なお，現在，市販

第 1 回　なぜアルコールや薬物をやめなきゃいけないの？
第 2 回　引き金と欲求
第 3 回　精神障害とアルコール・薬物乱用
第 4 回　アルコール・薬物のある生活からの回復段階
第 5 回　あなたのまわりにある引き金について
第 6 回　あなたのなかにある引き金について
第 7 回　生活のスケジュールを立ててみよう
第 8 回　合法ドラッグとしてのアルコール
第 9 回　マリファナはタバコより安全？
第 10 回　回復のために――信頼，正直さ，仲間
第 11 回　アルコールを止めるための三本柱
第 12 回　再発を防ぐには
第 13 回　再発の正当化
第 14 回　性の問題と休日の過ごし方
第 15 回　「強くなるより賢くなれ」
第 16 回　あなたの再発・再使用のサイクルは？

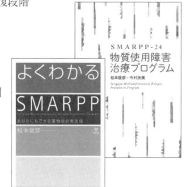

図 4-1　「SMARPP-16」ワークブックの目次，ならびに，
市販版 SMARPP ワークブック（SMARPP-24）とその解説書の表紙

されている SMARPP ワークブックとしては，28 セッション版をベースとした旧版（松本・他，2011）と，24 セッション版をベースとした新版がある（松本・今村，2015）（図 4-1 参照）。

4. 各セッションの中核的内容

　SMARPP では，Matrix model と同様に，まずは，薬物渇望の発生や条件付けに関するメカニズム，依存症からの回復のロードマップと各段階（ハネムーン期，「壁」期，回復期，安定期）といった心理教育的情報が提供される。そのうえで，自分にとって薬物渇望のトリガーとなるものを同定し，対処スキルを修得し，毎日の生活のスケジュールを立てるという作業に取り組むことになる。当然，そのプロセスで薬物の再使用もありえるが，その都度，新たなトリガーを同定し，渇望に対処するスキルを万全なものとしていくのである。

1）トリガーの同定
　トリガーには以下のようなものがある。

①外的トリガー：薬物渇望を刺激する人物（売人，薬物仲間など），場所（繁華街，クラブなど），時間帯・曜日・特別な日（深夜，週末，給料日やクリスマスなど）。

②内的トリガー：H.A.L.T.（Hungry 空腹／Happy 楽しいとき，Angry 怒り，Lonely 孤独，Tired 疲労）に代表される，患者自身の心身の状態。

③依存症的行動：薬物乱用時に見られやすい行動（不正直や約束不履行，特定のパートナー以外とのセックスや強迫的性行動，夜更かしや朝寝坊など）。

④依存症的思考：薬物使用を正当化するような考えや弁明（「たまには少しくらいいいじゃないか」「こんなひどいショックを受けたんだから，仕方がない」）。

⑤パルフェナリア：薬物を使っていた道具（ガラスパイプや注射器など）のようなきわめて強力な外的トリガー。

以上のようなトリガーに遭遇した薬物使用障害患者は，頭の中で，「どうしよう，困ったな……でも，今日は大丈夫かな。少しなら平気かな」などと，「使いたい気持ち」と「止めたい気持ち」とが葛藤する対話（＝「思考」）をはじめてしまう。しかし，この段階ではもはや手遅れである。すでに渇望は手に負えないほど巨大化しており，使用へと至るのは時間の問題である。再使用を防ぐには，まずはできるかぎり外的・内的なトリガーを避け，パラフェルナリアを処分し，依存症的行動をやめる必要がある。

2）対処スキル

トリガーに遭遇した時点で何らかの対処スキルで，次の「思考」の段階に移行しないようにする必要がある。こうした場合のスキルとして，思考ストップ法，視覚イメージ法，スナッピング（手首にはめた輪ゴムを弾く），瞑想などの方法を用いたり，自分を理解してくれる家族や友人，あるいは援助者に連絡したり，12 ステップミーティングに参加するなどの行動をとることを提案する。また，曜日や時間帯，給料日のような，回避できないトリガーに対しては，家族や，薬物を使わない友人と一緒に食事をする予定などを入れておくなどの対処を検討する。

3）スケジューリング（日課の計画を立てる）

セッションの終わりには，次のセッションまでの1週間のおおよその計画を立てる。原則として，外的トリガーや依存症的行動を避けるような生活を立てることを勧める。また，トリガーとは反対に，「自分が薬物渇望に流されてしまいそうになるのを止めてくれるもの」として「錨（アンカー）」も同定しておくことは，危険な場所に行かなければならない場合，あるいは，危険な曜日や時間を過ごさねばならない場合に役立つ。

さらに，毎日1日の始まりにはその日の日課を確定し，できる日課に沿った行動を心がける。もしも患者が予定した日課にない行動をとりたい気持ちになった場合には，それ自体が薬物使用の危険を高める「依存症的行動」である可能性がある。

5．SMARPP 実施にあたっての工夫

SMARPP の実施にあたって，われわれがいつも心がけているのは，次の3点である。

第一に，報酬を与えることである。われわれは，望ましくない行動に罰を与えるのではなく，望ましい行動に報酬を与えることに多くの努力を払うようにしている。報酬の最も基本的な構成要素は，つねに患者の来院を歓迎することにある。そのために，毎回プログラムに参加するだけで，患者にはコーヒーと菓子が用意され，お茶会さながらの雰囲気のなかでセッションを進めるように心がけている。

また，1週間をふりかえり，薬物を使わなかった日については，各人のカレンダー・シートにシールを貼ってもらい，プログラムが1クール修了すると，賞状を渡している。さらに，毎回実施される尿検査で陰性の結果が出た場合には，そのことがわかるスタンプを押す。こうした対応を通じてわれわれは，患者に対して，「薬物を使わないことよりも治療の場から離れないことが大事」「何が起ころうとも，一番大切なのはプログラムに戻ってくること」を伝えるようにしている。

第二に，セッションの場を患者にとって安全な場にすることである。この「安全」という言葉には二つの意味がある。一つは，セッションに参加することで

かえって薬物を使いたくなったり，薬物を入手する機会となってしまっては問題である。そこで，プログラム参加時には「薬物の持ち込みや譲渡，売買はしない」ことを約束してもらっている。これには，毎回行う尿検査が一定の抑止力になっている面もあろう。また，「再使用については正直にいうことは，薬物を使わないことと同じくらいよいことだが，使うときの詳細な状況については話さないように」というルールも作った。というのも，注射器を皮膚に刺す場面や薬物摂取した際の感覚を詳細に語ることは，他の参加者の渇望を刺激する可能性があるからである。

もう一つの「安全」の意味は，秘密保持である。再使用を正直にいった結果，逮捕されたり，家族との関係が悪くなったりするといったことがないように，われわれは尿検査の結果を決して司法的な対応に使わないことを宣言している。

尿検査自体は保険診療で行っているわけではなく，あくまでも研究目的で行っているので，公式な診療録にも記載していない。というのも，彼らが何らかの犯罪行為で逮捕された際に，裁判所から診療録のコピー提出を求められた際に，「覚せい剤尿反応（＋）」などといった記載が彼らにとって不利な証拠になる可能性も否定できない。そこでわれわれは，尿検査の結果はあくまでも治療的に用い，司法的な対応のために用いないだけでなく，患者の家族にも伝えていない。

当然ながら，実際に参加者が尿検査で覚せい剤反応が陽性となることもあるが，そのときには「陽性が出るとわかっていながらプログラムに来た」ということを評価したうえで，再乱用防止のための方策を一緒に検討することとしている。われわれは，依存症からの回復には世界で少なくとも１箇所は正直に「やりたい」「やってしまった」といえる場所が必要であり，プログラムはそのような場所として機能すべきと考えている。

最後に心がけている点は，プログラム無断欠席者に対する積極的なコンタクトである。これまで依存症臨床は，「去る者は追わず」というスタンスが原則であったが，われわれは「去ろうとする者を追いかける」ようにしている。具体的には，セッションの無断キャンセルがあった場合には，あらかじめ本人から同意を得たうえで，彼らの携帯電話に連絡をしたり，メールを送ったりするようにしている。

6. SMARPP による介入効果

　以上のようなコンセプトから開発された SMARPP であるが，開発直後，初回に試行した際の介入結果は，われわれを驚かせた。というのも，従来のせりがや病院の外来治療法では，外来に初診した覚せい剤依存症患者のうち，3 カ月後にも治療を継続している者の割合はわずかに 3 ～ 4 割であったが，われわれの最初の試行において SMARPP に導入された群は，治療継続率がつねに 7 ～ 9 割という高い数値を示したからである（小林・他，2007）。

　われわれはプログラム修了後 1 年経過時点における転帰調査も行っている（谷渕・他，2016）。その調査によれば，国立精神・神経医療研究センター病院薬物依存症外来初診後，SMARPP に参加した覚せい剤使用障害患者のうち，1 クール修了予定日（初参加から 4 カ月後）から 1 年経過後の薬物使用状況は，初参加時よりも改善した者が約 7 割，1 年間完全断薬していた者が 4 割であった。対象物質や治療環境の違いから単純な比較はあまり意味がないが，久里浜方式による 3 カ月間の入院治療プログラムを修了したアルコール使用障害患者の，「退院 1 年後の完全断酒率約 3 割」という数値と比べて高い。

　とはいえ，このような転帰調査をもって「SMARPP は効果がある」と断定するわけにはいかない。というのも，この調査で SMARPP 修了後 1 年間完全断薬していた患者のなかには，その後，覚せい剤を再使用して現在服役中の者がおり，その一方で，修了後 1 年経過時点で薬物乱用がむしろ悪化していた者でも，その後，5 年間以上の断薬を達成し，現在，民間リハビリ施設の職員となっている者もいるからである。この事実は，薬物使用障害患者の予後や治療プログラムの効果はわずか 1 年間という短いスパンでは判断できないことを意味している。

　むしろ，われわれが強調したいのは，2010 年から 3 年間にわたって行った，厚生労働科学研究班「薬物依存症に対する認知行動療法プログラムの開発と効果に関する研究」（研究代表者　松本俊彦）の成果である。この研究では，薬物依存症外来を受診した薬物使用障害患者を重症度の一致する「通常治療群」と「SMARPP 群」とに分け，治療開始半年間における通院継続率，ならびに自助グループや民間リハビリ施設の利用率を比較している。その結果，SMARPP 群では，通常治療群よりも治療継続性が高く，非医療的な社会資源

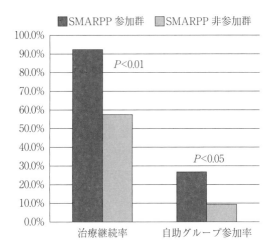

図 4-2　国立精神・神経医療研究センター病院薬物依存症専門外来通院患者の
初診後 3 カ月時点における治療継続率と自助グループ参加率の比較：
SMARPP 参加群・非参加群の比較（松本，2012）

の利用率が高いことが明らかにされた（図 4-2）（松本，2012）。

　薬物使用障害からの回復には，どのような治療法を利用するかではなく，い
かなる治療法であるにせよ，より長く治療を続けること，そして，より多く
の社会資源を利用することが重要である。いいかえれば，薬物使用障害は糖
尿病と同じような慢性疾患モデルで捉えられるべきであり，その治療の目標
は，1 〜 2 年といった短期的断薬ではなく，地域でのケアの継続性に置かれる
必要がある。その意味で，脱落率が低く，他の社会資源と出会う機会が多い
SMARPP は，薬物使用障害の治療プログラムとして必須の要素を備えている
といえるであろう。

II　SMARPP プロジェクトの展開

1．SMARPP の普及状況

　SMARPP の開始から 1 年後，筆者が 10 年あまり依存症家族教室嘱託医を
務めてきた東京都多摩総合精神保健福祉センターでも，SMARPP をサイズダ

ウンした薬物再乱用防止プログラム「TAMARPP（Tama Relapse Prevention Program）」がスタートした。さらにその翌年以降，埼玉県立精神医療センター（「LIFE」），肥前精神医療センター（「SHARPP」），東京都，中部総合精神保健福祉センター（「OPEN」）でも同様のプログラムが始まった。

　こうしたプロジェクトのなかには，保健医療機関を実施主体としつつも，地域のダルクスタッフと連携して運営されているものも少なくない（例：栃木県薬務課・栃木ダルク「T-DARPP」，浜松市精神保健福祉センター・駿河ダルク「HAMARPP」，熊本県精神保健福祉センター・熊本ダルク「KUMARPP」，愛知県精神保健福祉センター・三河ダルク「AIMARPP」など）。このような共同運営にはさまざまなメリットがある。何よりもまず，こうしたプログラムだけでは安定した断薬生活を獲得できない者をダルクにつなげることが比較的容易になる。

　しかし，それ以上に重要なのは，精神保健福祉センターなどの専門職援助者が当事者スタッフとの共同作業を行うことで，薬物使用障害に対する忌避的感情や苦手意識を克服するだけでなく，薬物使用障害に対する援助技術の向上も期待できる，という点である。いいかえれば，プログラム実施を通じて「プチ専門家」を養成できることを意味し，専門医療機関や社会資源の乏しいわが国にはまさにもってこいのプログラムといえる。実際，われわれの研究では，このプログラムの運営に関与することで，医療機関スタッフの薬物使用障害に対する知識や対応への自信が高まることも証明されている（高野・他，2014）。

　2019 年 10 月現在，SMARPP もしくは SMARPP をベースにしたプログラムを用いて薬物使用障害の治療を行っている施設は，全国の医療機関 43 箇所，保健・行政機関 38 箇所に広がっている（表 4-1）。このような状況のなかで，平成 28 年度の診療報酬改定において，SMARPP は正式に保険医療の算定対象として認められ，今後さらなる普及が望まれている。

　なお，2012 年より試行されている，保護観察所や少年院における新しい薬物再乱用防止プログラムも SMARPP をベースにしており，われわれもその開発に深く関与している。少しずつではあるが，司法機関，医療機関，地域の支援機関で一貫した支援を提供できる状況が整いつつあるといえるであろう。

表 4-1　SMARPP などの「認知行動療法の手法を活用した依存症集団療法」を
薬物依存症者に提唱している医療機関，保健行政機関の一覧（2019 年 10 月 1 日現在）

地区	都道府県名	医療機関	保健・行政機関
北海道・東北	北海道	北仁会旭山病院	北海道渡島保健所
		北海道立緑ヶ丘病院	北海道立精神保健福祉センター
		旭川圭泉会病院	
	青森		青森県精神保健福祉センター
	秋田		
	岩手		岩手県精神保健福祉センター
	宮城	東北会病院	宮城県精神保健福祉センター
	山形		
	福島	福島県立矢吹病院	
関東甲信越	栃木県		栃木県薬務課・栃木県精神保健福祉センター
	茨城県	茨城県立こころの医療センター	茨城県精神保健福祉センター
	群馬県	赤城高原ホスピタル	群馬県こころの健康センター
	埼玉県	埼玉県立精神医療センター	
	千葉県		千葉県精神保健福祉センター
			千葉市精神保健福祉センター
	東京都	国立研究開発法人 国立精神・神経医療研究センター病院	東京都立多摩総合精神保健福祉センター
		東京都立松沢病院	東京都立中部総合精神保健福祉センター
		昭和大学附属烏山病院	東京都精神保健福祉センター
		多摩あおば病院	
	神奈川県	神奈川県立精神医療センター	川崎市精神保健福祉センター
		誠心会 神奈川病院	相模原市精神保健福祉センター
		北里大学東病院	横浜市こころの健康相談センター
	山梨県		
	長野県	長野県立こころの医療センター駒ヶ根	長野県精神保健福祉センター
	新潟県	新潟県立精神医療センター	新潟市・新潟県精神保健福祉センター
		独立行政法人国立病院機構さいかた医療センター	
		医療法人三交会三交病院	

表4-1　つづき

地区	都道府県名	医療機関	保健・行政機関
東海・北陸	静岡県	公益財団法人復康会沼津中央病院	浜松市精神保健福祉センター
		医療法人十全会聖明病院	静岡県精神保健福祉センター
	愛知県	桶狭間病院藤田こころケアセンター	愛知県精神保健福祉センター
		岩屋病院	
		医療法人香流会　紘仁病院	
	岐阜県	医療法人杏野会　各務原病院	
	三重県	独立行政法人国立病院機構榊原病院	
	富山県		富山県心の健康センター
	石川県		石川県こころの健康センター
	福井県		福井県総合福祉相談所
近畿	滋賀県	滋賀県立精神医療センター	
	京都府	京都府立洛南病院	京都府薬務課
	大阪府	大阪府精神医療センター	
		ひがし布施辻本クリニック	
	奈良県		奈良県精神保健福祉センター
	和歌山県		和歌山県精神保健福祉センター
	兵庫県	垂水病院	
		兵庫県立こころの医療センター	
		幸地クリニック	
四国・中国	鳥取県		鳥取県精神保健福祉センター
	島根県		島根県心と体の相談センター
	岡山県	岡山県精神科医療センター	
	広島県	医療法人せCOせのがわ瀬野川病院	広島県精神保健福祉総合センター
	山口県	山口県立こころの医療センター	
	徳島県	藍里病院	
	愛媛県	宇和島病院	
	香川県		香川県精神保健福祉センター
	高知県		
九州・沖縄	福岡県	雁ノ巣病院	北九州市精神保健福祉センター
		福岡県立太宰府病院	福岡市精神保健福祉センター
		のぞえ総合心療病院	福岡県精神保健福祉センター
	佐賀県	独立行政法人国立病院機構肥前精神医療センター	
	長崎県		長崎県こども・女性・障害者支援センター
	大分県	河村クリニック	
	熊本県		熊本県精神保健福祉センター
			熊本市精神保健福祉センター
	宮崎県		
	鹿児島県		
	沖縄県		沖縄県立総合精神保健福祉センター

2. 治療プログラムの意義とは？

　すでに触れたように，SMARPP の効果は，単に治療継続性が高いだけでなく，SMARPP から自助グループや民間リハビリ施設といった非医療的な社会資源への橋渡しができる点にもある。そのことに関連して，筆者は，SMARPP と同様のプログラムを実施している精神保健福祉センターの職員から，興味深いエピソードを聞いた。

　その精神保健福祉センターの依存症家族教室に，息子の覚せい剤のことで悩んで参加しつづける家族がいたという。なかなか本人の薬物使用は止まらず，本人も治療を受ける気持ちにならなかったが，家族が家族教室に通いはじめて3年目に，ついに転機が訪れた。その息子が自分の薬物問題を相談する決心をかため，実際に精神保健福祉センターにやって来たのである。

　しかし，そこからが大変であった。精神保健福祉センターの相談員が面接してみると，彼はやはり重篤な覚せい剤使用障害を呈していることが判明したのである。生活自体が破綻しかけており，ダルクに入寮して，一から生活の立て直しが必要な状況だったのだ。そこで相談員は，「かなり深刻な依存に陥っているから，ダルクに入寮した方がいいのではないか」と伝えたが，彼は，「絶対にいやだ。そんなところに入るくらいなら，死んだ方がまし」と強硬に拒絶し，とりつくしまがなかったという。

　以前だったらば，「困ったらまた相談に来てください」と伝え，相談関係は一旦打ち切りとしたところだが，その相談員は，「じゃ，うちでやっている再乱用防止プログラムに参加する？」と提案した。すると意外なことに，「そっちだったら，参加してやってもいい。ただし，俺は薬をやめる気はない」という返事であった。それで，ひとまずはプログラムに参加してもらうことになったわけである。彼はやや不規則ながらではあったが，プログラムに参加しつづけた。覚せい剤は相変わらず使っていたが，プログラムの雰囲気は気に入ったようであった。

　プログラムに参加して1年ほどが経過した日のことである。彼から，「あんたたち一生懸命なのはわかるけど，こんなプログラムじゃ，俺，薬とまんないよ。ダルクに入る」という話があった。現在，彼はあるダルクに入寮して9年近くが経過し，現在はダルクのスタッフとして従事する傍ら，SMARPP のコ・

ファシリテーターとしても活躍している。

　これこそがプログラムの成果である，とわれわれは考えている。彼が初めて精神保健福祉センター職員からのダルク入寮という提案を断ったときに相談関係を打ち切っていたら，おそらく彼はまだ覚せい剤を使っていたはずである。プログラムにつながり，そのなかで失敗を繰り返しながら，少しずつ自分の問題の深刻さと向き合うようになったのであろう。要するに，本当の「底つき」とは，家族や仕事を失うことでも逮捕されることでもなく，援助のなかで体験するものなのである。そのためには，「安全に失敗できる場所」，さらには「失敗したことを正直にいえる場所」が必要であり，プログラムとはまさにそのような場といえる。

おわりに

　ここまで本章では，SMARPP の理念と意義，そして効果について述べてきた。しかし，誤解しないでほしいのは，われわれは決して自分たちのプログラムが「最高の治療法だ」などとは考えていないということである。最高の治療方法は，やはり何といっても当事者によるものである。それは自助グループであり，民間リハビリ施設である。

　当事者のプログラムの意義を端的にいえば，具体的な「ロールモデル」と出会える場所としての機能がある。すなわち，「かつて自分と同じように薬物に振り回される生活を体験したものの，いまは薬物をやめている人」と出会い，「あの人の生き方なんか格好いいな。ちょっと真似してみようか」と考えて，その人の後ろについてあちこちの自助グループのミーティングに参加しているうちに，いつしか薬物を使わない期間が延びていく――といったことである。

　そうした治療プログラムを料理にたとえれば，まちがいなく高級フレンチであり，高級懐石料理である。それに比べれば，われわれがやっている治療など，せいぜいのところファーストフードの水準であろう。

　別に自分たちを卑下しているつもりはない。これまでのわが国における薬物依存者支援体制の問題点は，たとえるならば，一人で外食するのに抵抗感のある人でも入りやすい，「ファーストフード」的な店がなかったのである。ファー

ストフードでまずは外食に慣れてもらい，必要があれば，そこからより高級な
食事を目指していけばよい。まずはアクセシビリティのよいプログラムを国内
各地に展開し，薬物使用障害支援の間口を広げること——それがわれわれの使
命である。

文　献

今村扶美・松本俊彦・小林桜児，他（2012）心神喪失者等医療観察法における物質使用障害
　治療プログラムの開発と効果．精神医学 54；921-930.
小林桜児・松本俊彦・大槻正樹，他（2007）覚せい剤依存者に対する外来再発予防プログラ
　ムの開発—Serigaya Methamphetamine Relapse Prevention Program（SMARPP）．日本
　アルコール・薬物医学会誌 42；507-521.
松本俊彦・小林桜児・今村扶美（2011）薬物・アルコール依存症からの回復支援ワークブック．
　金剛出版．
松本俊彦（2012）薬物依存症に対する認知行動療法プログラムの開発と効果に関する研究 総
　括報告書．平成 23 年度厚生労働科学研究費補助金障害者対策総合研究事業（精神障害分
　野）「薬物依存症に対する認知行動療法プログラムの開発と効果に関する研究（研究代表者：
　松本俊彦）」総括・分担研究報告書．pp1-10.
松本俊彦・今村扶美（2015）SMARPP-24 物質使用障害治療プログラム．金剛出版．
Obert JL, McCann MJ, Marinelli-Casey P et al（2000）The Matrix Model of outpatient
　stimulant abuse treatment：History and description. Journal of Psychoactive Drugs 32；
　157-164.
高野歩・川上憲人・宮本有紀，他（2014）物質使用障害患者に対する認知行動療法プログラ
　ムを提供する医療従事者の態度の変化．日本アルコール・薬物医学会雑誌 49；28-38.
谷渕由布子・松本俊彦・今村扶美，他（2016）薬物使用障害患者に対する SMARPP の効果
　—終了 1 年後の転帰に影響する要因の検討．日本アルコール・薬物医学会雑誌 51；38-54.

第5章

アルコール使用障害の入院治療プログラム

● GTMACK

中山秀紀

はじめに

本邦では，長らくアルコール依存症の薬物療法は，主にジスルフィラム（ノックビン®），シアナミド（シアナマイド®）といった抗酒剤しか選択肢がなかったが，2013年よりアカンプロサートが2019年よりナルメフェンが保険適応となり治療選択肢が増えた。しかしアルコール依存症の治療は薬物療法だけで治療が完結することはほとんどなく，心理・精神療法は最も重要な位置づけであることには変わりない。

本章ではアルコール関連治療専門病院である久里浜医療センターの入院治療プログラムの中で行われている，小集団精神療法の Group Treatment Model of Alcohol dependence based on Cognitive-behavioral Therapy,Kurihama Version（GTMACK）について概説する。

I　アルコール依存症の認知行動療法

GTMACK のベースとなっている認知行動療法とは，人間の情緒が認知のあり方（受け取り方や考え方）の影響を強く受けることに注目して，認知や行動に働きかけて心を軽くしたり，問題解決を手助けしたりする構造化された精神療法である（大野，2014）。もともとうつ病や神経症性障害などの治療に用い

表5-1　アルコール依存症の人にみられやすい飲酒に対する考え方の偏り（GTMACK より）

①問題否認タイプ	自分には飲酒問題がない。自分はアルコール依存症ではない
②節酒派タイプ	自分なら，うまく飲める，少しくらいなら，飲んでも大丈夫
③逃避型飲酒タイプ	感情や行動は，酒でコントロールできる。（例）ストレス解消にはお酒は必要だ，仕事の付き合いにはお酒は欠かせない，眠れないときはお酒が良いなど
④言い訳・合理化タイプ	～だから飲んでしまった
⑤感情論タイプ	酒が好きだから，飲む，飲んだっていい
⑥断酒あきらめタイプ	どうせ断酒なんかできない
⑦なげやりタイプ	酒をやめても，いいことはないどうでもいい
⑧断酒簡単タイプ	自分一人で酒はやめられる。いつでも酒はやめられる

られることが多かったが，アルコール依存症などの依存性疾患の治療にも応用されるようになった。

　うつ病者は悲観的思考や微小妄想などの特有の認知の偏りやゆがみを持つことが多く，それらに左右された思考パターンや行動をとることが多い。同様にアルコール依存症者も節酒や問題飲酒を肯定するような特有の認知の偏り・ゆがみ（表5-1），そして飲酒を誘発しやすいような状況・環境（飲み友達が多いなど）を持ち，飲酒につながりやすい行動パターン（居酒屋で食事をとるなど）をとることが多い。これらのために入院期間など一定期間断酒しても，その後の再飲酒・問題飲酒につながってしまう場合も多い。しかし医療関係者や家族などからこの認知の偏りやゆがみ，飲酒を誘発しやすい状況・環境，行動パターンを指摘，指導されても，その修正は容易ではないことが多い。アルコール依存症の認知行動療法は，自己洞察によって飲酒につながりやすい認知や行動の修正を目的とする。なおアルコール依存症の認知行動療法は個人または集団単位で行われるが，一般に集団で行ったほうが他の依存症者の意見，体験を共感できる機会が多いため，自己洞察も進みやすいようである。

　アルコール依存症にはさまざまな精神・心理療法が行われているが，有効性に関する研究はいくつか散見されている。米国で行われた Matching

Alcoholism Treatments to Client Heterogeneity（Project MATCH）を紹介すると，この研究ではアルコール依存症もしくは乱用者に，入院または集中的な外来治療（After-care 群），もしくは外来患者（Outpatient 群）に対して認知行動対処スキル療法（Cognitive Behavioral Coping Skill Therapy：CBT），動機づけ強化療法（Motivational Enhancement Therapy：MET），12 ステップ促進療法（12step Facilitation Therapy：TSF）を行った。1 年間の断酒率は，Aftercare 群は 35%，Outpa-tient 群は 20%であった。Aftercare 群では CBT，MET，TSF の治療に差がなかったが，Outpatients 群では 1 年間の断酒率は TSF では 24%であったのに対し，MET14%，CBT15%であったと報告されている（Fuller & Hiller-Sturmhofel, 1999）。

II　GTMACK ができた経緯

　久里浜医療センターでは 1963 年にアルコール専門病棟が開設された。そして「3 カ月（の入院期間）」「開放処遇（での入院）」「（患者）自治会」「行軍（10 ～ 15km を歩く）」というキーワードに代表される，いわゆる「久里浜方式」と言われる入院アルコールリハビリテーションプログラム（Alcohol Rehabilitation Program：ARP）を行っていた。しかし①画一的でなかば強制的な治療プログラム，②患者達の多様化した価値観，ニーズおよび患者背景に充分対応できない，③退院後の治療転帰が十分に良いとはいえないなどの問題点が指摘され（米田，2004；澤山・他，2004），他にも患者の身体合併症の深刻化，高齢化などの要因から，従来の「久里浜方式」の改変が望まれた。

　2000 年 3 月から従来の「行軍」の廃止（代わりに散策を楽しむフィールドワークを行っている），患者自治会の縮小とともに，アルコール依存症の認知行動療法（Cognitive Behavioral Therapy：CBT）を導入（澤山・他，2004）し，小集団治療を中心にしたプログラムに修正した。この CBT は，88%の患者が肯定的にとらえておりおおむね良好であったが（山本，2013），一部表現が抽象的でわかりにくい，絵が少ない・カラーではない（のでとりつきにくい），自由記載（オープンクエスチョン）が多いために問題点をとらえきれないなどの声も一部あった。以前の CBT 導入から約 10 年余り経過したことから，

改訂のための多業種（医師，看護師，ケースワーカー，臨床心理士，作業療法士など）からなる検討委員会を立ちあげた。そこで従来の CBT の検証を行い，動機づけ面接法，対処スキルトレーニング法，変化のステージモデル，マトリックスモデル，パラダイム発展モデルなど，他の治療モデルなども参考にして，新しい認知行動療法（Group Treatment Model of Alcohol dependence based on Cognitive-behavioral Therapy, Kurihama Version : GTMACK）を作成し，2012 年より導入した。

Ⅲ　GTMACK の実際

　GTMACK は，いままでの飲酒問題を振り返り，アルコール依存症特有の認知の偏り（表5-1）の分析，修正を目的とする基礎編（3 回分）と，飲酒につながりやすい行動の修正，再飲酒時の適切な対処などを目的とする実践編（5 回分），飲酒につながりにくいような日常生活をおくることを目的とする社会生活編（2 回分），その他個人療法を想定したセッションがある。

　久里浜医療センターの入院 ARP は最初の約 3 週間（Ⅰ期治療）は，離脱症状の予防・治療，内科検査治療を重点的に行い，その後約 8 週間（Ⅱ期治療）かけて断酒教育を中心としたプログラムを行う。Ⅱ期治療の大まかな内容として，GTMACK を利用した小集団療法と個人療法，勉強会（講義），院外自助グループ・OB 懇談会の見学・参加，外出・外泊訓練，医師・看護師・薬剤師・栄養士等による個人面談，瞑想，作業・運動療法，退棟式などである。認知症などを合併して通常の GTMACK の参加が困難な患者には，簡易版 GTMACK の参加等で代替することもある。

　おおむねⅡ期治療が始まってから（入院約 3 週後）GTMACK を開始し，1 週 1 回ずつ基礎編と実践編のミーティングを行い，社会生活編などのセッションもその間に行う。おおむね 8 週で修了するよう，また 1 回のミーティングはおおむね 1 時間程度で終わるように想定されている。1 回あたりのミーティング時間が 1 時間を超えると集中力がなくなる患者も多いようである。

　久里浜医療センターにおける GTMACK による小集団療法では，リーダー（医師が行うことが多い）とコリーダー（看護師が行うことが多い）の医療者と患

者数名で行う。おおむねリーダーは司会進行を，コリーダーは議論をまとめて
ホワイトボードに記載し，議論をサポートし，患者の様子を記録するなどの役
割を持つ。

1．ミーティングのルール

　最初に参加者がこころよくミーティングができるように，ミーティングの
ルール（①ミーティングに集中して，ミーティング担当者や他のメンバーの話
をきちんと聞きましょう。②課題を必ず行いましょう。③参加されているメン
バーのプライバシーを守るために，ミーティングの内容は治療グループ以外
の人には話さないでください。ミーティングの録音は禁止です）を確認する。
GTMACKではミーティングをよりスムーズに進め，理解を深めるために，ミー
ティング前に課題を予習してきてもらう形式を想定している。

2．アルコール依存症の人にみられやすい飲酒に対する考え方の偏り

　アルコール依存症者は飲酒を肯定するような認知の偏りを有するために，問
題飲酒を継続してしまうことも多い。この項では八つの飲酒に対する考え方の
偏り（表5-1）の例を挙げられており，自らがどれにあてはまるか考えてもらう。

3．アルコール依存症の自己診断

　自らの飲酒問題やアルコール依存症の診断の確認を目的とする。飲酒量の
確認（何単位飲酒していたか），Alcohol Use Disorders Identification Test
（AUDIT）の自己採点，身体・精神的問題のチェック（うつ病，不眠，物忘れ，
貧血，高血圧，不整脈，胃炎・胃潰瘍，肝障害，下痢・腸炎，膵炎，糖尿病，
がん，末梢神経障害，性機能障害，その他），アメリカ精神医学会の診断基準
である精神疾患の分類と診断の手引き第4テキスト改訂版（DSM-IV-TR）に
よるアルコール依存症の診断基準のチェック，代表的な依存症的行動（表5-2）
のチェックをする。

4．1日の生活を振り返る（基礎編）

　以前の生活を振り返り，自らの飲酒パターンや飲酒の生活に占める割合，飲

表 5-2　代表的な依存症的行動（GTMACK より）

- 嘘をつく
- 人の物を盗む
- 無責任になる（例：家に戻らない，仕事をしない）
- だらしなくなる（例：待ち合わせに遅れる，約束を破る）
- 健康や身だしなみに構わなくなる（例：ヨレヨレの服を着る，あまり食べない，不潔な格好をする）
- 家事がずさんになる
- 衝動的に行動する（考えずに動く）
- やむにやまれず強迫的に行動する（例：過食，働きすぎなど）
- 仕事の習慣を変える（例：仕事を増やす，減らす，働かなくなる，すぐに仕事を変える）
- 物事に対する興味を失う（例：レクリエーション，家族との生活）
- 孤立する（ほとんど一人ですごす）
- 治療をすっぽかす，または遅刻する
- 処方された薬をやめる（例：抗酒剤，睡眠薬，向精神薬）

酒問題などを振り返ることを目的とする。飲酒が多い日については改善を要し，飲酒が少ないあるいは飲まない日については，今後の断酒生活の参考になりうる。

　まず 1 週間のうちの飲酒日数を振り返る。その後「最もお酒を飲んでいた日」と，「最もお酒の量が少なかった日（あるいは飲まなかった日）」の典型的な 1 日のそれぞれのタイムスケジュールを記載する。その後それぞれの「お酒を飲んでいた時間」「家事や仕事をしていた時間」「趣味や娯楽などの時間」「寝ていたもしくは横になっていた時間」がどのくらいあったかを振り返る。最も飲酒していた日と最も少ない日を比較し，最後に自らの飲酒タイプ（連続飲酒タイプ，短期集中タイプ，山型飲酒サイクルタイプ，その他のタイプ）を振り返る。

5. いよいよ初回外泊・外出です！

　飲酒の危険性の高い初回外出・外泊前に，あらかじめ飲酒の危険がある状況や場面を予測・把握し，それを避け，もしくは対策を立てることによって，安全に外出・外泊することを目的とする。まず病院を出てから帰るまでの大まか

表 5-3　外泊中の飲酒の危険因子の例（GTMACK より）

- お酒の飲める家族・友人と会うかもしれない
- お酒の飲める家族・友人と食事をするかもしれない
- 家族・友人等とのトラブル（夫婦ケンカなど）があるかもしれない
- 家にお酒がある
- 病院から家への帰り道や家の近所に，お酒の置いてある売店，お酒の自動販売機がある
- 病院から家への帰り道や家の近所に，お酒の置いてある飲食店がある
- お酒の置いてある売店に行くかもしれない
- お酒の置いてある飲食店に行くかもしれない
- お酒の置いてある場所（カラオケ，ホテル，旅館，温泉，銭湯など）に行くかもしれない
- お酒の置いてある交通機関（新幹線・特急列車・フェリーなど）に乗る
- ギャンブル（パチンコ，競馬・競輪・麻雀など）をするかもしれない
- 精神的・身体的に疲れが出るような作業をするかもしれない
- 冠婚葬祭などに出るかもしれない
- 眠れないかもしれない
- その他

なタイムスケジュールをたてる。外出・外泊中に予測される危険因子（表 5-3）をチェックし，該当する場合には対策を考える。当初は個人療法を想定して作られたが，2019 年 10 月現在久里浜医療センターではこのセッションを集団療法で行っている。

6. 飲酒問題の整理（基礎編）

　自らの飲酒歴と飲酒問題を把握することを目的とする。患者はしばしば飲酒を始めた頃の（依存症ではなかった）飲酒に対する良いイメージや飲酒での成功体験を持ち続ける一方，最近（依存症になってからの）問題飲酒や悪影響のイメージが希薄になっていることもあり，これらの認知のゆがみを持つことも多い。自分の飲酒問題をからだの問題，仕事・お金の問題，人づきあいの問題，こころの問題，その他の別に振り返り，該当するものにチェックする。その後，年齢別の飲酒結果歴（若いころからの年齢別に，当時の状況，飲み方・量，飲酒の理由，良い影響，悪い影響）を振り返る。最後に今までに使ったおおよその酒代（1 本の代金×1 日の本数×飲酒日数×年数＝合計金額）を計算する。

7. 飲酒と断酒の良い点・悪い点（基礎編）

　飲酒・断酒を継続することの良い点と悪い点を考察し，節酒について考察することによって，断酒の動機づけを高め，退院後の断酒生活の中で遭遇するさまざまな問題への対策に繋げることを目的とする。

　飲酒・断酒の良い点と悪い点を身体面，精神面，社会面，生活面などで振り返る。特に飲酒の良い点と断酒の悪い点については，今後対策を考慮していく必要のある事項である。その後これまで試みた節酒について振り返り，退院後に節酒をしようとした場合を想定する。最後に飲酒と断酒の良い点と悪い点のどちらが重要か比較する。

8. 引き金といのち綱（実践編）

　再飲酒の引き金となりうる行動・状況・場面・感情などを把握し，飲酒のリスクを意識させることを目的とする。飲酒の引き金となりうる人，場所，物，状況，感情，その他の別にチェックする。よく会う人，よく行く場所，身の回りにある物，状況，感情の状態について，飲酒に関係している度合いに応じて，「飲むことはない」「ときどき飲んでしまう」「たいてい飲んでしまう」に分類して，飲酒リスクを評価する。最後に再飲酒の引き金となる行動と，再飲酒を防いでくれるいのち綱となる行動を数個ずつ書き出し，外泊・外出中，そして退院後にそれらの行動をできたかどうかチェックする。

9. 飲酒欲求への対処と「思考ストップ法」（実践編）

　強い飲酒欲求の出現や再飲酒を予防し，もしも強い飲酒欲求が起きた時に適切な対処ができることを目的とする。アルコール依存症では，「（飲酒の）引き金」→「飲酒欲求」「飲酒」は同時に起こっているようにみえるが，「（飲酒への）引き金」→「考え・気持ち」→「（強い）飲酒欲求」→「飲酒」という一連の流れで飲酒してしまうことが多い。飲酒に至らないようにするためには，強い飲酒欲求を予防する必要があり，飲酒・飲酒欲求に至りやすい「考え」や「行動」をなるべく変容させる必要がある。それぞれの飲酒欲求・飲酒を引き起こす「引き金」「考え・気持ち」を挙げて，その「対処方法」を検証する。

　それでも強い飲酒欲求が起きてしまったときには，他のことに意識を向ける

表5-4　飲酒を誘発しやすい社会的プレッシャーの例（GTMACK より）

- 家族が目の前で晩酌している
- 私がアルコール依存症であることを理解してくれない人がいる（家族・友人）
- 飲まないでいると周囲が気を使う
- 知人・友人から飲みに行こうと誘われる
- 仕事や趣味で知り合うと一緒に飲もうと誘われる
- 自分が断酒していることを人に言うのが恥ずかしい
- 家の中には冷蔵庫や棚に酒が置いてある
- 友人のほとんどが酒を飲む人たちだ
- 葬式や結婚式など冠婚葬祭に出席しなければならない時がある
- 祝賀会やパーティーに参加する時がある
- 職場や近所付き合いでは「飲み会」が多い
- 私の配偶者あるいは交際している人はお酒好きである
- 周囲の人が私に「なんで飲まないの？」とプレッシャーを掛ける
- 同窓会で飲まないとみんなが気を使う
- 「本当に飲んでないの」と家族や職場で疑われる
- その他

ことでこの流れを断ち切り，強い飲酒欲求を止める（しのぐ）対処方法である思考ストップ法を検証する。強い飲酒欲求は比較的短時間（30分以内）であることが多いのでその間をしのげるような方法（軽い運動をする，お茶を飲む，インターネットをみるなど）を検証する。

10. アルコールへの誘惑（実践編）

　飲酒欲求・飲酒に至りやすい社会的プレッシャーを検証して，その適切な対処ができることを目的とする。実際の社会的プレッシャー（表5-4）の例を，「まったく気にならない」「少し気になる」「とても気になる」に分類し，それぞれの対処方法を検証する。

11. もしもの時に備える（実践編）

　アルコール依存症者は一生断酒を継続するのが理想的であるが，実際さまざまな理由で再飲酒してしまうことも多い。再飲酒してしまったときに適切な対処により再び断酒に立ち戻れるようにすることを目的とする。再飲酒時の「良い」「悪い」

「私の」対処方法を検証する。そして再飲酒したときの計画（酒から逃れる方法，受診，家族・支援者への連絡，自助グループへの参加，その他）をたてる。

12. ストレスに対処する（社会生活編）

　ストレスから飲酒欲求が湧き起こり，それが再飲酒・問題飲酒につながることも多い。ストレスに適切に対処することによって再飲酒・問題飲酒を防ぐことを目的とする。ストレスに気づく方法，ストレスを減らす方法（リラックスできること，自分の周りの環境を居心地の良いものにする方法，自信を高める方法，他者とうまく折り合う方法，怒りを鎮める方法）を検証する。

13. 楽しい活動を増やす（社会生活編）

　飲酒のかわりとなる楽しい活動を発見し，増やすことを目的とする。以前行っていた趣味や活動などを検証し，今後できそうな楽しい活動を挙げる。それらをすぐできるものと準備が必要なものに分類する。

14. 退院後の生活設計

　退院後にあらかじめ飲酒の危険がある状況や場面を予測・把握し，それを避け，もしくは対策を立て，安全に外出・外泊することを目的とする。仕事や学校などの日，休日など何も予定がない日などのスケジュールを書き，検証する。

15. 将来を考える〜まとめ（実践編）

　退院前に GTMACK のまとめとして，「①私の飲酒問題とは」「②これからどのようにアルコールと付き合っていくのか，その理由」「③断酒を継続していたら……私の3年後」「④私の生活をどのように変えていくのか」を考察する。

Ⅳ　GTMACK をすすめるうえでの留意点

　他の集団療法でも同様と思われるが，数人単位のグループで GTMACK を行う際にはいくつかの留意点が考えられる。数人単位の患者グループを組んだ時には，患者の断酒モチベーションが均質であることはほとんどなく，ある患

者は入院当初から固く断酒を誓っている（断酒派）が，ある患者は節酒を目標にしていたり（節酒派），退院後に飲酒をどうするか決めかねている患者もいる。医療者はアルコール依存症者が節酒を継続することは困難であることを知っているので，つい断酒を強く勧めがちであり，時には節酒派の患者の発言を強く否定してしまうこともある。しかしこのことによってミーティングの雰囲気を悪くしたり，患者の反発を招いてしまうことも多い。

　ミーティング内で医学的な説明や質問に答えることは必要であるが，医療者であるリーダー，コリーダーはあくまでも司会や進行役であり，患者が自由に議論できる雰囲気をつくったほうが良い。また患者から有用な意見が出た時には，（少し大げさなぐらいに）賞賛しても良い。あまり議論の内容がずれてくるときには（そういう時に限って患者同士が楽しく議論していることが多いのであるが），それとなくもとの議題に戻す必要がある。第3章の動機づけ面接法も参考にしていただきたい。

V　GTMACK の限界

　久里浜医療センターでは数人の小集団のミーティングで GTMACK を使用しているが，すべてのアルコール依存症者に適合するわけではないようである。
　中等度以上の認知症や精神発達遅滞を合併するアルコール依存症者については，認知行動療法の抽象的な思考の理解が困難なことが多く，GTMACK の理解に難渋してしまうことが多いようである。ただし軽度の認知症や精神発達遅滞を合併する患者では，ミーティング前に医療スタッフが一緒に取り組む（予習する）ことによって理解が得られ，あまり問題なくミーティングに参加できることが多い。また重篤な広汎性発達障害を合併するアルコール依存症者の一部の患者（大半の発達障害の方は問題なくミーティングに参加できる）に，不規則・逸脱的な発言を繰り返し，ミーティングの雰囲気を著しく壊してしまう場合があり，そうした場合には個人療法のほうが向いているようである。個人差は大きいがアルコール離脱中あるいは離脱後間もない患者や，肝性脳症の患者等にとっても GTMACK の理解は難しいようである。以上のような限界点もあるが，ほとんどの患者に問題なく適合するようである。

表5-5　集団精神療法の治療的因子（今道，2000による）

- 孤独からの解放（希望，普遍性）
- 疾病の認識（病識の獲得）
- メンバーを介しての自己の客観化（飲酒問題等への洞察）
- 感情状態の同定，内的葛藤の意識化（カタルシス）
- 自己評価と他者の受容（人間関係の習得）
- 危機の予防および危機における具体的対策の伝達（再飲酒予防）
- 自助グループへの抵抗の緩和（集団の力の発見）
- 断酒生活の喜びと意味の発見（価値の転換）
- 治療グループに対するセラピストの役割
  1. グループ形成の維持
  2. グループカルチュアの創造
  3. 「ここ―いま」の問題に焦点を向け，プロセスの理解を助ける

さいごに

　アルコール依存症の集団精神療法は，個人療法では聞き取れないような患者の本音を聞くことができたり，患者同士の議論によって断酒への動機づけを得られることもある。また集団療法に慣れていない患者にとっては，当初は緊張感があるようだが，次第に慣れてくるとほとんどが「ためになった」「楽しかった」と考えるようである。医療者にとっても患者にとっても集団精神療法を行うメリット（表5-5）は大きい。そしてGTMACKはそれまで集団療法の経験のない医療者でも，テキストに沿っていくと比較的簡単にできる。

　2019年10月現在GTMACKはダウンロードできる（久里浜医療センターホームページ→研究・情報提供→教材素材・動画→各種教材・介入支援ツール（書籍案内）のページ [https://kurihama.hosp.go.jp/research/pdf/gtmack.pdf]）。ぜひ一度手に取って治療の参考にしていただきたい。

文　献

Fuller RK & Hiller-Sturmhofel S（1999）Alcoholism treatment in the United States An Overview. Alcohol Res Health 23（2）; 69-77.

今道裕之（2000）アルコール依存症．関連疾患の臨床と治療　第2版．創造出版．

大野裕（2014）うつ病と認知行動療法入門．臨床と研究 91（5）; 630-634.

澤山透・米田順一・白川教人，他（2004）認知行動療法を中心としたアルコール依存症の新入院治療プログラム．精神神経学雑誌 106（2）; 161-174.

山本史（2013）久里浜式認知行動療法．日本アルコール関連問題学会雑誌 15（2）; 93-97.

米田順一（2004）アルコール治療・認知行動療法の可能性と限界について．日本アルコール関連問題学会雑誌 6; 85-87.

第6章
アルコール使用障害の早期介入プログラム

● HAPPY

杠　岳文

はじめに

　わが国でアルコール医療が本格的に始まってからすでに半世紀が過ぎたが，近年従来の「久里浜方式」と呼ばれた集団療法を軸にアルコール依存症を治療対象としたアルコール医療が徐々に変貌しつつある。先に，その背景を振り返ってみたい。

　2013年に行われた全国調査からわが国のアルコール依存症の患者は107万人程度と推計されている（Osaki et al, 2016）一方で，2011年度の厚生労働省の患者調査ではアルコール依存症として治療を受けているものは4万3,000人程度に過ぎない。また，同全国調査では，アルコール依存症の診断基準を満たす患者のうち「アルコール依存症の専門治療を受けたことがある」と回答した者は22％に過ぎず，83％の者が「この1年間に何らかの医療機関を受診した」と回答しており，おそらくその多くはアルコール専門治療施設ではなく，アルコール関連の身体疾患治療を目的に一般医療機関で治療を受けたと考えられている。さらに，同調査（Osaki et al, 2016）では，わが国に危険な飲酒者（男性1日純アルコール40g以上，女性同20g以上）が1,039万人，飲酒する日には1日60g以上飲酒する多量飲酒者が980万人とアルコール依存症患者数のほぼ10倍に当たる数で適切な指導を要する者が推計されている。

　アルコール医療に変革を期待する背景として，飲酒運転のほか，がん，脳卒

中，心疾患などの生活習慣病，さらにはうつ病や自殺といった社会問題におい
て，依存症だけでなく背後にある多量飲酒が重要視され，その対策が求められ
てきたことが挙げられる。わが国の21世紀の健康施策として2000年に発表さ
れた「健康日本21」の基本方針には「多量飲酒問題の早期発見と適切な対応」
が掲げられ，「1日に平均純アルコールで60gを超え多量に飲酒する人の2割
以上の減少」が目標とされたが，有効な対策もなく2011年の最終評価時点で
多量飲酒者対策の数値目標は達成できずに終わった。

　アルコール医療が変貌を求められるもう一つの背景には，アルコール依存症
の患者層の多様化も挙げられる。筆者がアルコール医療に関わり始めた平成元
年頃，当時勤務していた久里浜病院（現久里浜医療センター）では，初回入院
の患者の平均年齢は45歳を超えた程度であった。一方，平成8年より勤務す
る肥前精神医療センターの依存症病棟では近年，定年退職後に発症する高齢の
患者層が急速に増大し，初回入院時の平均年齢は55歳を超えている。高齢の
患者層には認知機能の低下した患者も多く含まれる。また，女性の社会参加と
並行して女性の飲酒機会が増え，女性アルコール依存症患者の比率も増大して
くるなど，患者層の多様化が一段と進み，画一的な集団療法で断酒を治療目標
とするプログラム治療では患者のニーズに十分に対応できず，治療成績も一向
に改善していない。

　こうした現状から，わが国のアルコール医療に求められている課題は，「連携」
と「早期介入」，そして「多様性」である。多くのアルコール依存症患者が身
体治療科で，基にあるアルコール依存への介入がされないまま身体治療のみに
終わってしまい，入院→回復→再飲酒→再入院の回転ドア現象に陥っていると
推測される。「連携」とは，多量飲酒による身体疾患のために一般医療で加療
されている依存症患者を，身体疾患の基にあるアルコール依存症のために専門
医療機関，さらに断酒会やA.Aなどの自助組織に紹介することを指す。

　「早期介入」は，依存症の手前の段階，すなわち「有害な使用（＝過量飲酒
による健康被害がすでに心身に生じている段階）」や「危険な使用（＝将来健
康被害が生じる可能性の高い飲酒）」あるいは「多量飲酒」の段階での介入で
ある。わが国のアルコール医療では患者の「底つき」を待ち，本人が問題の大
きさを自覚したその時が介入のチャンスであるように語られてもきた。これは，

すでに病態が重症化し健康のほかにも家庭や仕事を失いかけている時点で治療に入るため,「自身の飲酒問題を否定,あるいは矮小化しようとする」否認の心理規制が現れ,これが治療導入の妨げになるためである。患者自身が否認する必要がない時点,すなわち健康,仕事,家庭,認知機能が保たれている時点で治療導入できれば,こうした否認も行動変容への抵抗も少ない。依存症の前段階で依存症の 10 倍近い数の多量飲酒者に対する飲酒量低減指導には治療効果の上でも期待が持たれる。

「多様性」は,患者層の多様化というニーズに対応するための治療や介入法の多様性であり,患者側が画一的な治療プログラムに合わせるのではなく,さまざまな患者の個別のニーズに細やかに応じる治療者側の姿勢の変化を指す。依存症以外のさまざまな精神疾患を合併することの多い患者や,依存症という疾患の他に社会的,家庭的,経済的に数多くの困難を抱えることの多い患者に対する多職種による患者のニーズに応じた多様な支援である。

I　わが国のアルコール医療と治療目標

アルコール依存症の患者は,専門医療機関での断酒治療になかなか繋がらず,やっと繋がった時には身体疾患は重症化し,社会生活や家庭生活も破綻していることが多く,治療成績は長期の完全断酒率が 2 割程度（鈴木, 1982）で,生命予後も悪い。この治療成績は,治療技法や治療者の技量の問題とするより疾患の重症度,病態の複雑さに因るところが大きいと考えられ,近年まで治療成績向上に大きな進展はない。わが国のアルコール医療は,創始期からほとんどの専門医療機関では治療の対象をアルコール依存症に限り,もちろん治療プログラムでは断酒を唯一の治療目標として,断酒会や A.A などの自助組織と連携しながら発展してきた。こうした治療文化の中で,節酒は断酒の反意語と解されるようになり,断酒に次ぐ第二の治療目標としてではなく,「失敗」や「姑息」,「回避」の負のイメージの色濃い用語として用いられることが多くなってしまった。

また,治療を行う場は精神科の医療施設であることがほとんどである。「断酒」のハードルと,以前に比べ敷居が低くなってきたとはいえ,受診には未だ市民

には抵抗を伴うとされる「精神科」の敷居の高さによって，対象となる患者は
アルコール依存症の中でも取り分け重症の患者と少数の動機づけの高い患者に
限定されている。翻って，失敗の許されない重症の患者であるから，その生命
を守るためには断酒が必要になる。このように，精神科病院，断酒，重症の依
存症の三者は相互に規定し現在の治療システムを形作っている。

II　断酒を唯一の治療目標とすることの pros & cons

わが国の従来のアルコール医療のように，最も望ましい治療目標である断酒
を唯一の治療目標とすることのメリットとして，以下の①から⑥のようなこと
が挙げられる。

①断酒が最良の治療目標であることが患者に明確に伝わる。
②最初から断酒する回復者が増える。
③断酒を願う家族や関係者の期待に応え，彼らの不安を払拭する。
④治療目標が一つであることで集団での治療が容易になる（＝治療集団と
　　しての凝集力が高まり，治療の場に混乱が生じにくい）。
⑤断酒会，A.A など断酒を目指す自助組織ができる。
⑥二分思考的な特徴を持つ，あるいは認知機能がやや低下した患者に治療
　　目標が伝わりやすい（＝断酒すれば長生きできるが，これまでのような
　　飲酒を続ければ早く死ぬというメッセージは明快で分かりやすい）。

一方で，デメリットはこれまで述べてきたように，治療導入できる患者が，
アルコール依存症の中でも動機づけの高い一部の患者か，健康，家庭生活，社
会生活が破綻し，生き延びるためには断酒しか選択肢が残されていない重症の
依存症患者に限られてしまうことである。未だ断酒する決心の付かない患者は
専門医療機関での治療に乗ることができず，従前通りに飲み続けることになっ
てしまっていた。治療者は，こうした危機感の乏しい軽症あるいは初期の依存
症患者にあまり関心を寄せることもなかった。また，飲酒に寛大な文化の中で
軽症の依存症は事例化することも少なかった。

　筆者らは，先に示した①から⑥までの従来の断酒治療の意義とメリットをできるだけ保持しながら，介入の対象を重症の依存症から軽症の依存症へ，さらにアルコール使用障害にまで広げ，早期の介入と支援につなぐ必要があるとする立場から，アルコール依存症患者に対しても節酒を当面の治療目標として加えることの意義をいち早く主張してきた。とは言え，もちろん断酒治療を否定するものではない。われわれの主張は，National Institute on Alcohol Abuse and Alcoholism（NIAAA）の臨床家向けガイドに記載された以下の内容に尽くされる。「それぞれのアルコール依存症患者に合った個別の治療目標を立てるのが良い。とくに，初回治療の患者の中には断酒を治療目標として受け入れることに抵抗を示す患者も見られる。もし，アルコール依存症患者が飲酒量を大きく減らすことに同意するのなら，最も好ましい転帰をもたらすのは断酒であるとの助言を与え続けながらも，当面は節酒に努めさせるのが良い」。

　肥前精神医療センターでは，長年アルコール依存症と同じ治療の場で若い年代の薬物依存症治療を行っている。若い薬物依存症患者は，その心理も社会性も発達の途上にある。このため，薬物再使用はその回復に付きものであり，失敗（再使用）を教訓にして将来の成功（断薬）に結び付けることを前提に，治療者にも忍耐強い関わりと支援が求められる。また，治療の成否はいかに長く患者と安定した治療関係を維持できるかに係っていると言われている。アルコール依存症の患者でも同じく，患者が節酒することを治療目標に選ぶのであれば，これまでの大量飲酒に比べればさまざまなリスクが軽減されることを治療者も認識して，その決意を承認し，まずは節酒から治療を始めることになろう。治療関係を築く前に治療者が断酒を一方的に押し付けようとすれば，患者は治療の場から立ち去ってしまうだけである。

Ⅲ　アルコール依存症のみの対策から
多量飲酒者を含めた対策へ

　先述のように，わが国のアルコール専門医療は比較的重症なアルコール依存症の患者を対象に精神科で断酒治療のみを行ってきた。一方で，多量飲酒者に対する節酒指導，すなわちアルコール問題の二次予防に関心を持たれることは

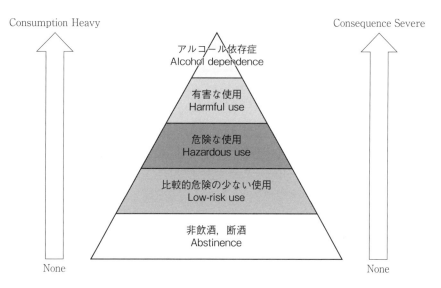

図 6-1 アルコール使用障害スペクトラム（Saitz, 2005 より一部改変して引用）

なかった。「飲みニュケーション」という言葉が公然と用いられる社会の中で，多量飲酒者は，「男らしい」「付き合いが良い」と評価されることはあっても，余程の問題を起こさない限り治療や介入の対象として取り上げられることはない。ところが，近年わが国でも，うつ病・自殺，飲酒運転そして生活習慣病あるいはメタボリックシンドロームなどへの対策の中で，ほぼ同時期にアルコール問題対策が社会の重要課題として取り挙げられた。こうした問題の中で，アルコール依存症だけでなく多量飲酒者に対する介入も求められ，関心が向くようになった。具体的には，図 6-1 に示すアルコール使用障害スペクトラム（Saitz, 2005）の中で「有害な使用」「危険な使用」への介入，すなわち二次予防が必要となってきた。

多量飲酒者対策に関心が向いたもう一つの契機は，2010 年 5 月 WHO で可決された「アルコールの有害使用低減に向けた世界戦略」である。この戦略が決議された背景には，アルコールは飲酒する者の健康のみならず，事故，外傷等のリスクを高めるため，早世と障害をもたらすさまざまな危険因子の中でも 3 番目に重要な因子であることと，アルコールの有害な使用の予防，低減対策

がはなはだ不十分であるという認識があった。

　こうしたアルコール問題対策の動きの中で，わが国のアルコール医療もアルコール依存症治療のみならず，有害な使用あるいは危険な使用を含んだアルコール使用障害対策の強化が求められている。

Ⅳ　ブリーフ・インターベンション

　ブリーフ・インターベンション（Brief Intervention，以下 BI と略す）とは，通常は一つのセッションが 10 〜 30 分程度の短時間で，2 〜 3 回の複数回のセッションで動機づけ面接やコーチングなどのカウンセリング技法を用いながら生活習慣の行動変容を目指した行動カウンセリングを指す。BI には定訳がないため，本章では原語のまま用いるが，「簡易介入」や「短時間介入」と邦訳されることもある。また，2013 年度からは標準的な健診・保健指導プログラムに「減酒支援」の名で組み込まれている。

　1980 年代以後，プライマリケアを中心に多量飲酒者への飲酒量削減を目的にした BI の有効性を示す論文（Fleming et al, 1997）が海外では数多く出されており，こうしたアルコール関連障害の早期介入でのスクリーニングと BI の有効性を示すエビデンスを基に米国予防医療専門委員会（U S Preventive Services Task Force, 2004）は，「プライマリケアでのアルコール関連障害のスクリーニングは，飲酒量や飲酒パターンはアルコール依存症の診断基準は満たさないが，疾病への罹患や死亡率を高めている患者を同定できること。フォローアップを伴う行動療法的な BI が，6 カ月から 12 カ月間あるいはそれ以上の期間続く，少量から中等量の飲酒量の減少をもたらすこと」が確認できたとして，アルコール関連障害のスクリーニングと BI を用いた早期介入に対して，臨床での実施を推奨する B ランクの評価を与えている。

　BI の基本となる三つの構成要素は，「Feedback（フィードバック）」「Advice（アドバイス）」「Goal Setting（ゴール・セッティング）」である。一番目のフィードバックは，スクリーニングテストなどによって対象者の飲酒問題およびその程度を客観的に評価し，このまま飲酒を続けた場合にもたらされる将来の危険や害について情報提供を行うことを指す。二番目のアドバイスは，飲酒を減ら

し（減酒）たり，止めれ（断酒）ばどのようなことを回避できるかを伝え，そのために必要な具体的な対処法についての助言やヒントを与えることである。三番目のゴール・セッティングは，「目標設定」で，クライエントが7〜8割の力で十分達成できそうな具体的な飲酒量低減の目標を自ら設定してもらうことである。

　BIは従来型の指示的・指導的な保健指導とは異なり，クライエントの自己決定を重視し，自ら進むべき道を選択してもらい，介入者はそれに寄り添ってエンパワーするという患者中心の行動カウンセリングを指す。わが国ではBIの効果検証研究は緒に就いたばかりである。筆者らは，職域でのBIによる飲酒量低減効果を検証し報告した（Ito et al, 2015）が，今後わが国でも医療現場での大規模なBIの効果検証研究が待たれる。

V　HAPPY

　筆者は，将来アルコールが健康被害を引き起こす可能性の高い多量飲酒者，あるいはすでに健康被害が及んでいる多量飲酒者に対する早期介入のための介入パッケージ（HAPPY : Hizen Alcoholism Prevention Program by Yuzuriha）の初版を2001年に作成した。HAPPYは，危険な飲酒者あるいは有害な使用者には飲酒量低減，アルコール依存症が疑われるものには専門医療機関受診という二つの行動変容を指針に掲げたBIのパッケージで，飲酒問題の評価と情報提供をサポートするツールでもある。

　アルコール関連障害の早期介入に関するわが国での取り組みがなかった一因には，早期介入をアルコール依存症治療の臨床経験と知識を有する少数の医師や保健師しか行えなかったことがある。医療機関や職域，さらには地域で，アルコール依存症治療の経験のない保健師，薬剤師，看護師，栄養士などさまざまな職種のコメディカルスタッフが，比較的容易に介入できるようにパッケージ化したものがHAPPYである。クライエントが進むべき道を自ら選択するために必要な情報と指針がHAPPYに含まれるため，医師のいない状況でコメディカルスタッフが飲酒のカウンセリングを行う際に役立つツールと考える。

　アルコール関連障害の重症度の評価区分ごとに作成された教材には，アル

コール健康障害に関する医学的な知識と通常は医師が行う指導内容が含まれている。本来，BI は教育（情報提供）をあまり重視しないが，飲酒に関してはその効用が強調されることの多いわが国では，不適切な飲酒がどのような健康被害をもたらし，その健康被害がどのくらい深刻で，節酒によってその危険がどの程度回避できるかなどの最低限の医学知識の提供は，クライエントが行動変容の採択を適切に行う上で欠かせない。HAPPY では，望ましい行動目標とともに情報提供をプログラム中の教材が行うため，カウンセラーとクライエントの対等な関係を崩さず，BI をアルコール使用障害に関する知識や介入経験が乏しい介入初心者が行う場合や，対象者が未だ「無関心期」にある場合にとくに有用とされる。

VI　HAPPY の構成

　HAPPY では，アルコール関連障害の評価には AUDIT（Alcohol Use Disorders Identification Test）を用いる。AUDIT は，WHO を中心に 6 カ国の共同研究として開発され 10 項目の質問からなるもので，危険な飲酒者や有害な飲酒者の同定を目的としており（Babor et al, 2001），日本語版は 1996 年に発表された（廣・他, 1996）。HAPPY では，われわれ自身が地域や職域で行った調査結果を基に，AUDIT10 点未満を「比較的危険の少ない飲酒群」，10 〜 19 点を「健康被害の可能性の高い危険な飲酒群」，20 点以上を「アルコール依存症疑い群」と判定している。さらに，AUDIT10 〜 19 点については，肝障害や糖尿病などの生活習慣病を有する群と無い群に分け，カテゴリー毎にビデオとテキスト形式の教材を作り，教材の中には医師が指導すべき医学的専門知識と指導内容を盛り込んでいる。カテゴリー毎の教材の中で示される具体的な指導内容は，AUDIT10 点未満の対象者には「さらなる節度ある飲酒の勧め」，10 〜 19 点で生活習慣病が無い者に対しては「1 日 20g 以下の飲酒の勧め」，10 〜 19 点で生活習慣病を有する者には「2 週間の断酒体験の勧め」，20 点以上の者には「アルコール専門医療機関受診，あるいは断酒の勧め」であるが，こうした指導が「指示的」にならないよう，教材の内容を第三者の言葉として伝え，クライエントとの間で「共感的」に「支持的」にカウンセリングが行われる柔

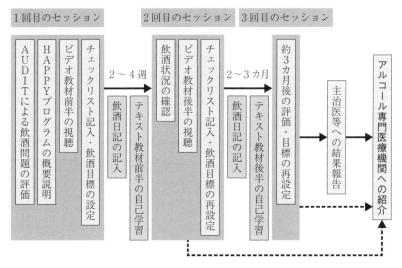

図6-2　HAPPYを用いた3回の介入の概要

らかな雰囲気作りが重要である。

　各セッションの介入は半構造化され，動機づけを高め，対処法を一緒に考え，飲酒目標を設定していくように工夫されている。このように介入時に用いる教材とチェックリスト（あるいはワークブック）を作成したことで，アルコール関連障害での臨床経験の少ないコメディカルスタッフにも介入が可能になり，医学的，専門的な事柄や，指示，指導に介入者が踏み込まなくてもよいため，介入者とクライエントが対等で共感を得やすい関係を築きやすい。介入の場面で，具体的にどのような話題を取り上げるかは，対象者の理解力や行動変化のステージによって多少異なるが，インターベンション時に取り上げる基本的な話題は，①1日の飲酒量，②多量飲酒と関連した疾病，③飲酒の効用と害，④飲酒の具体的目標（1日の飲酒量，1週間の休肝日数など），⑤節酒あるいは断酒しようと思う理由，⑥節酒あるいは断酒すると変わると思うこと，⑦節酒あるいは断酒を継続するための具体的な方法，⑧飲酒したくなる危険な状況のリストアップとその対処法の検討，⑨飲酒日記である。

　われわれは，図6-2に示すとおり，通常3回のセッションを基本にして介入を行っており，初回と2回目は2〜4週間の間隔で，教材を用いた教育，助言

と，前述の話題を取り上げながらのカウンセリング，さらに3回目は2～3カ月間の間隔をおいて，その間の飲酒状況（飲酒日記）の振り返りと飲酒目標の修正を行うことにしている。

Ⅶ　HAPPY の基本構成要素

BI の構成要素として FRAMES の接頭語（Bien et al, 1993）が広く知られているが，筆者は HAPPY を効果的に行うための飲酒行動カウンセリングの基本構成要素として KISSME を提唱している。

①　知識（Knowledge）：このままの飲酒を続けると心身の健康と家庭・社会生活にどのような影響が生じる恐れがあるのか，あるいは酒量を減らす・酒を止めることでどのような危険を回避でき，何が改善するのか，また最終的に何（健康，長寿など）を手にすることができるかを伝える。

②　情報提供（Information）：クライエントの飲酒問題がどの程度であるのか，スクリーニングテストや飲酒量のランキング表などを用いて客観的に評価し，結果と望ましい対処を淡々と伝える。具体的，客観的で，しかも自らの問題としてクライエントの心に響く情報提供が有用である。

③　自己効力感（Self-efficacy）：自分にも飲酒の行動変容ができるかもしれない，すなわち節酒・断酒ができそうだというクライエントの自信を高める。激励・称賛の温かい言葉かけ，集団指導の場面では他の参加者の成功談を代理経験とすること，他の生活習慣での類似の成功体験（禁煙体験など）を語ってもらうことなどが有用である。

④　戦略（Strategies）：クライエントがどのような策を講じると目標達成に効果的か，その内容を具体的に伝える。有効とされる方法は，目標設定（Goal setting），対処法の選択（Choice of coping methods），セルフモニタリング（Self-monitoring）の三つである。目標設定は，次回のセッションまでにほぼ間違いなくできそうな目標を，測定可能なようにできるだけ数字を入れてクライエント自身に設定してもらう。対処法の選択では，節酒・断酒のために自分でもできそうな具体策を（コップを小さくする，お湯割りのお湯の量を増やす等の）例示から選んでもらう。セルフモニタリングは，飲酒日記の記入を指し，

毎日の飲酒量をできればその日の出来事とともにドリンク数に換算して記録を付けてもらう。

⑤　動機づけ（Motivation）：クライエントの「変化を願い，行動に移す気持」でもある動機づけをいかに高められるかが，目標達成成否の鍵を握る。その主な要素には，飲酒問題の重要性の自覚，節酒・断酒の実現可能性や自己効力感の高まり，節酒・断酒がもたらす検査値の改善や体重減少などの短期効果と，健康，さらには長寿など長期効果への期待が挙げられる。

⑥　共感（Empathy）：カウンセラーとしての基本姿勢でもあり，クライエントの話を傾聴しクライエントが抱く葛藤や困難に寄り添う受容的態度を指す。共感により，カウンセラーの助言がクライエントの心に響き，素直に受け入れられ，同じ目標に向かう両者の信頼関係，一体感が築かれる。

Ⅷ　集団での介入
——HAPPY 福岡市方式と集団節酒指導プログラム

　福岡市では，平成18年8月に福岡市職員の飲酒運転事故により幼児3人が犠牲になる痛ましい事故が起きた後も，市役所職員による飲酒運転やその他の不祥事が続いた。このため，アルコール問題対策の専門家の立場で筆者が「福岡市コンプライアンス向上検討委員会」の委員として参加し，アルコール問題対策の取り組みの一つとして，飲酒教育と予防的介入を行う HAPPY 福岡市方式が肥前精神医療センターとの共同事業として行われることになった。

　BI や HAPPY は，基本的には対個人の行動カウンセリングであるが，HAPPY 福岡市方式は，グループワークあるいは集団認知行動療法の技法を用いながら，5名から10名程度のグループで節酒指導を行う目的で開発され，1回40分〜1時間程度で3回のセッションを基本とするプログラムである。

　これまでわが国で行われてきたアルコール問題対策は，依存症対策のほかには飲酒に関する教育・啓発であり，主として薬物乱用対策での「ダメ。ゼッタイ」調の飲酒運転撲滅キャンペーンであるが，アルコールはこうした規範意識や遵法精神を乏しくさせてしまう薬理作用を有する依存性の高い薬物でもある。このため，健康を害し，飲酒運転をはじめとして，当人にも他者に対して

もさまざまなリスクの高まる多量飲酒の生活習慣そのものを改める医療モデルでの介入（二次予防）も重要と考え作成したものが HAPPY 福岡市方式である。この特色は，従来行われていた飲酒に関する教育・啓発型の介入ではなく，HAPPY の教材を用いて教育の要素を交えながらも飲酒の行動変容を目的にしたものであること，プライバシー保護に配慮しながら集団での介入を基本としたこと，プログラムを構造化し進行台本を用意して，アルコール問題への介入や指導経験のほとんどない保健師にも介入を可能にしたことが挙げられる。集団での介入を行う際には，一つの集団を 5 ～ 10 人程度とするのが効果的で，飲酒行動変容の初学者には一度に複数の多量飲酒者の行動変容を知る効率的な学習の場にもなる。10 人近いグループでは，リーダー（進行役）の他に 1 ～ 2 名のコリーダーを付けるのが良い。

　HAPPY 福岡市方式では，あらかじめ飲酒量の調査を行い，男性純アルコール 210g（21 ドリンク）以上／週，女性同 140g（14 ドリンク）以上／週の飲酒か，男女とも 6 ドリンク以上の多量飲酒が 1 週間に 1 回以上ある者を対象者とした。さらに，AUDIT によるスクリーニングテストや生活習慣病の調査を行い，① AUDIT20 点未満で生活習慣病のない者，② AUDIT20 点未満で生活習慣病のある者，③ AUDIT20 点以上の者の 3 群に分けて，①と②群は集団で，③群は個別にアルコール依存症治療の経験者（医師，心理士）がカウンセリングを行った。3 群とも 3 回のセッションで行い，初回のセッションではワークブック〔基礎編〕を，約 1 カ月後の 2 回目のセッションではワークブック〔応用編〕を，さらに約 3 カ月後の 3 回目は飲酒日記を基に節酒の取り組みを振り返るグループワークとした。

　一方，HAPPY 福岡市方式を特定保健指導用に改編した集団節酒指導プログラムは，初回のセッションでは飲酒問題の有無にかかわらず全員を対象にアルコールの基礎教育を含む飲酒運転防止教育とアルコール問題のスクリーニングテストを行う。2 ～ 4 週後の 2 回目のセッションでは，初回のセッションでアルコール問題を疑われるものを対象にワークブック〔基礎編〕を用いた集団介入を行う。さらに 2 ～ 3 カ月後の 3 回目の教室では，同じくワークブック〔応用編〕と 2 回目の教室以後記入してもらった飲酒日記を用いて集団介入を行う。福岡市方式の初回と 2 回目のセッション内容は，集団節酒指導プログラムの 2

回目と 3 回目の内容におおむね相当する。

IX　アルコール健康障害対策基本法

　2013 年 12 月に「アルコール健康障害対策基本法」が議員立法により成立し，2014 年 6 月に施行された。この法律制定の背景には，2010 年 5 月に WHO で採択された「アルコールの有害な使用を低減するための世界戦略」がある。わが国でもアルコールが原因となる健康被害による損失は少なくなく，先進国の一つとして恥ずかしくないアルコール問題対策を打つ必要があるとする機運が原動力となり基本法制定に繋がっている。具体的には，2012 年 5 月に全日本断酒連盟，ASK（アルコール薬物問題全国市民協会），そしてわが国のアルコール関連の 3 学会（日本アルコール関連問題学会，日本アルコール・薬物医学会，日本依存神経精神科学会）などが中心になって「アルコール関連問題基本法推進ネット」を設立し，賛同団体や賛同議員を募りながら，法制定に向けた活動の主体となった。一方で，国会議員も超党派の「アルコール問題議員連盟」を中心に法案制定のため各党の調整に動いた。民間団体，専門学会，当事者団体と国会議員がそれぞれに法整備の必要性を訴えながら団結し，基本法が制定されたが，この法律のユニークな点は，法の施行 2 年以内に推進基本計画を策定し，当初は内閣府が所管し，3 年以内に厚生労働省に所管を移すとした点である。推進基本計画は平成 28 年 5 月末に閣議決定されたが，この中でも早期介入の必要性について触れられており，ブリーフ・インターベンションの効果検証研究と早期介入の地域モデルの確立に向けた調査研究と人材育成が求められる対策として掲げられている。

ま　と　め

　1980 年代に欧米で始まったアルコール問題への早期介入，すなわちブリーフ・インターベンションの開発研究からわが国は 25 年ほど乗り遅れてしまった感があったが，やっとわが国のアルコール医療も早期介入に向かいつつある。図 6-3 にはアルコール使用障害に対する介入の選択肢とその強度とコスト

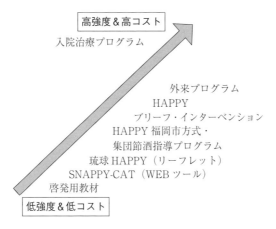

図 6-3　アルコール使用障害への介入の選択肢とコスト

の関連を示した。これまでアルコール問題に対する介入の選択肢は，入院治療と外来治療，そして啓発に限られていた。今われわれは，外来治療と啓発の間にさまざまな強度とコストの介入法を新たに手に入れた。こうした新たな介入法をクライエントのアルコール問題重症度と動機づけの段階，そして本人の希望に応じて適応していくことになろう。アルコール使用障害患者が健康や社会機能を失う前にその原因である過量飲酒を控え，そのリスクを回避することは患者のためならず，これから高齢化社会の中で生産力の要となる中年男性の健康を守り，医療費削減にも繋がる。今後医療現場でブリーフ・インターベンションが普及し定着するには，わが国での効果検証研究や人材育成がまず必要であり，最終的には診療報酬化も不可欠である。その中で，わが国ではブリーフ・インターベンションプログラムのプロトタイプと位置付けられる HAPPY，HAPPY 福岡市方式，そして集団節酒指導プログラムが今後さまざまに活用されることを期待したい。

文　献

Babor TF, Higgins-Biddle JC, Saunders JB et al（2001）AUDIT. The Alcohol Use Disorders Identification Test : Guidelines for use in primary care. Second edition. Geneva, World Health Organization.

Bien TH, Miller WR & Tonigan JS（1993）Brief interventions for alcohol problems : A review. Addiction 88（3）; 315-336.

Fleming MF, Mundt MP, Barry KL et al（1997）Brief physician advice for problem drinkers. JAMA 277(13); 1039-1045.

廣尚典，島悟（1996）問題飲酒指標 AUDIT 日本語版の有用性に関する検討．日本アルコール薬物医学会誌 31（5）; 437-450.

Ito C, Yuzuriha T, Noda T et al（2015）Brief intervention in the workplace for heavy drinkers : A randomized clinical trial in Japan. Alcohol Alcohol 50（2）; 157-163.

Osaki S, Kinjo A, Higuchi S et al（2016）Prevalence and trends in alcohol dependence and alcohol use disorders in Japanese adults : Results from periodical nationwide surveys. Alcohol Alcohol 51（4）; 465-473.

Saitz R（2005）Unhealthy alcohol use. N Engl J Med, 352（6）; 596-607.

鈴木康夫（1982）アルコール症の予後に関する多面的研究．精神経誌 84（4）; 243-261.

U S Preventive Services Task Force（2004）Screening and behavioral counseling interventions in primary care to reduce alcohol misuse : Recommendation statement. Ann Intern Med, 140（7）; 554-556.

第7章

トラウマ関連問題を背景にもつ
薬物依存症に対するプログラム

●女性事例を中心とした支援　　　　　　　　森田展彰

はじめに

　近年，薬物依存症に，暴力や虐待などトラウマを合併する事例が多いことそして，その場合にはトラウマに対する特別な配慮が必要であることが指摘され，多くのプログラムの開発や研究が行われている（森田・梅野，2010；上岡・大嶋，2010）。日本の精神科救急でもこうした観点からの評価や働きかけは，特に女性事例では不可欠と考えられ，そうした事例の発生状況や対応におけるポイントや心理プログラムを以下にまとめた。

I　薬物依存症とトラウマ問題の関係

　薬物依存者，特に女性事例では，児童虐待や DV（Domestic Violence）などによるトラウマ体験やそれによる PTSD などのトラウマ症状を持つ場合が多いことが指摘されている。例えば Pirard ら（2005）は，アディクション治療のために受診した人の47.3%に被虐待経験があることを示した。Kang ら（1999）は薬物乱用プログラムをうけている171人の物質乱用女性で，児童虐待の被害体験（性的虐待24%，身体的虐待45%）を報告した。Boyd（1993）による105人のアフリカ系アメリカ人女性のコカイン使用者の調査では，61%の児童期性的虐待，70%に2週以上のうつ症状を認め，性的虐待を受け始めた

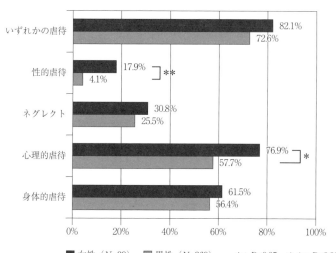

図 7-1　全国のダルク利用者における中学以前の暴力被害の割合とその男女比較
(梅野・他, 2009)

年齢，うつ発症年齢，薬物開始年齢の間に相関があることが示された。また，Kessler ら（1995）によれば，米国の合併症に関する全国的な疫学研究の分析結果では PTSD は一般人口で生涯有病率が 6.8％であったのに対して，物質乱用者中では 14.6％になることが示されている。Kessler ら（2005）は，PTSD を持つ者は，それがない者に比べて，2 から 4 倍物質乱用を持つ可能性が高まることを指摘している。オーストラリアの全国調査では，PTSD を持つ者の 34.4％が 1 種類以上の物資使用障害を有していたという。他には Fullilove ら（1993）は，105 名の薬物乱用女性のうち，104 名になんらかの心的外傷体験の既往を認め，59％が PTSD の症状を示したという。Triffleman(1999)のレビューによれば，物質依存症で事例化した人の中での PTSD の割合は，20 ～ 59％であったという。

　日本の研究としては，梅野ら（2009）が全国ダルクの薬物乱用者を調べたところ無回答を除いた場合，73.5％が中学時までに虐待を受けた体験を持っており，特に心理的虐待を訴える者が高かった（図 7-1）。

　以上のように，トラウマ的な体験が薬物問題に重複しやすい理由としては，

トラウマ反応などの心理的あるいは身体的な苦痛を「自己治療」するために，アルコールや薬物を使うようになり，それが高じて物質使用障害が成立してしまうという成り行きが考えられている。

II　女性事例の方が男性事例よりも
　　トラウマの影響が大きいこと

　梅野ら（2009）によれば，男女の薬物依存症者がもつ被害体験では，心理的虐待と性的虐待で女性の方が男性よりも有意に被害体験をもつ者の割合が高かった（図 7-1）。いずれかの虐待を受けた体験では，男性 72.6％，女性 82.1％であり，両群で有意差はなかったが，虐待を受けた種類の平均数では女性 1.9 ± 1.3 種類，男性 1.5 ± 1.1 種類で女性の方が有意に多かった。また藤野ら（2007）は刑務所中の覚せい剤事犯受刑者 1,000 名を調査して，「身体的，性的，心理的の暴力被害のいずれかが数回まであり」という人が，男性で 21.6％，女性で 33.1％，「いずれかが繰り返しあり」という人が男性で 8.9％，女性で 20.8％あったと報告をしており，特に被害体験が反復している者は女性に多いことが示されている。森田（2015）によれば，刑務所における男女の受刑者の薬物関連問題に悩んでいる度合いに関する質問票の得点をみると，暴力被害によるダメージ得点は，男性では，再発リスク得点と有意な関係がないが，女性では，暴力被害のダメージがリスク得点に正の関係を有していた。

　以上によれば，男女とも被害体験があるものは少なくないが，女性の方が男性と比べて反復的なもので，種類も多いといえる。そして女性の事例では，被害のダメージは薬物再使用リスクに関係しているが，男性ではその関係は明確でなく，女性事例では男性事例よりもトラウマ関連問題への働きかけが重要であるといえる（上岡・大嶋，2010；森田，2015）。

III　物質使用障害と PTSD の合併事例の治療の困難性

　トラウマ問題を伴う薬物依存症は，これを伴わないものに比べて，治療予後が悪いことが多く報告されている。その理由については以下のような点が指摘

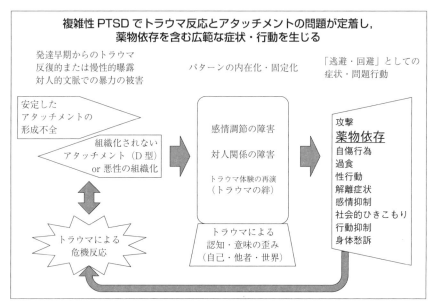

図 7-2　複雑性 PTSD のメカニズム

されている（Triffleman et al, 1999）。

①　トラウマの想起や苦しい感情から短期的にのがれるために薬物を用いてしまうこと

トラウマ記憶が薬物使用の渇望感のトリガーとして働いてしまう。薬物によって，ようやくトラウマをサバイバルしてきたという実感をもつ者が多い。

②　長期反復的なトラウマの曝露の影響（複雑性 PTSD）による自尊心の低下や感情や行動のコントロール障害が安定的に援助をうけることを難しくする

児童虐待や DV など長期・反復的にトラウマ体験に曝露される場合は単発の出来事による典型的な PTSD（これを単純性 PTSD と呼ぶ）と異なり，自尊心や感情調節能力の低下や，他人との安定した関係をもつ力の未発達を招き，その結果否定的な情動や葛藤を処理できず，薬物乱用を含むさまざまな症状・問題行動を生じてしまうと考えられている。こうした状態をトラウマ学では，複雑性 PTSD と呼ぶ（森田，2008）が，暴力被害などのトラウマをもつ薬物依存症患者では，この複雑性 PTSD を生じている場合が多く，自尊心の低下

や感情や行動のコントロール障害が，援助を求めたり，安定した治療関係を維持することを困難にしている。

　③　危ない人間関係や刺激に対するとらわれ（トラウマ・ボンド）

　トラウマ体験を繰り返しうけると，トラウマ体験を再現する形で，危ない人間関係（例えば売人や DV をする異性）から離れられなくなったり，危ない刺激や行動（例えばリストカット）を反復するようになる。これを「トラウマの絆」と呼ぶ（van der Kolk, 1989）。特に問題なのは，女性の薬物依存症者が薬物を使うまたは売るような異性と離れられない場合である。

　④　合併する精神症状や問題行動の重症化への対応が必要となる

　梅野ら（2009）によるダルク利用者の研究では，虐待体験の有る群はこれが無い群に比べて，不安感，エネルギー低下，被害念慮，抑鬱，希死念慮，暴力が有意に多く認められた。その理由としては①②③で述べた機序が影響していると考えられる。これらの問題，特に自傷や暴力などの問題が対応をさらに難しくしている。

　⑤援助体制の問題

　暴力被害やトラウマに対応する援助機関と，薬物問題に対する援助機関や体制は分かれてしまっており，両方の問題を抱えている事例を援助してくれる社会的リソースが限られる。

Ⅳ　薬物依存症とトラウマの両方の問題に対する 心理プログラム

1. 統合的なプログラムの基本的なポイント

　両問題を持つ場合，初期からこれらに対する心理教育を並行して行う。基本的には，薬物使用が続いていると治療関係の継続が難しいので，薬物依存を先に対応して，その後トラウマの問題を扱う方がやりやすいが，フラッシュバックなどトラウマ症状が前面に出ていれば，その安定を後回しにできない場合も多い。その時々の事例のニーズに応えることを大事にしながらも，長期的には複雑性 PTSD の改善を図る視点が有用である。複雑性 PTSD の治療段階は以下のようにまとめられている（森田，2008）。

①安全な状況を作り出し，症状の安定化をはかる，
②トラウマに伴う認知や行動の問題への働きかけ
　（過度の罪責感や自尊心の低下や対人関係の困難などを修正する，セルフケアや
　健康な対人関係スキルの構築），
③トラウマ記憶そのものを処理していくこと，
④社会との再結合

　この中で，何より①がまず重要である。薬物依存症とトラウマ問題を持つ事
例では①の段階をクリアするには，薬物依存を援助してくれる機関とつながる
ことや，そこで薬物使用をある程度コントロールしていくことが必要条件にな
る。その上で，②や③に取り組むことになる。海外の薬物依存症回復施設で，
トラウマの問題を抱える事例に広く使われている Seeking Safety（Najavits,
2002）というプログラムでは，②に絞って行っている。つまり，トラウマ刺激
への曝露を意識的に行わせる働きかけよりも，トラウマや薬物の問題に対する
対処（安全計画やセルフケア）や認知の問題（自尊心の低下など）を取り扱っ
ている。一方，トラウマの心理療法で最も効果について確かめられているのは，
③に入る曝露療法であり，これはトラウマ記憶を集中的に語らせたり，書かせ
たりして，脱感作していく手法であり，その代表は Prolonged Exposure（PE）
である。NIDA では，薬物依存症の再発防止法とこの PE を組み合わせたプロ
グラムを作成している（Triffleman, 1999）。

　これらのプログラムの概要を表7-1 に示した。薬物依存症に対する自助グ
ループは，トラウマ援助段階の①〜④のどの要素にも寄与できうるものである
といえる。

　本プログラムを構成する上で基本となっている治療モデルを図7-3 に示す。
PTSD・薬物の合併例では，根底には，被害体験や安定した養育の不足から生
じる感情調節障害や対人関係の制御困難があり，それが一方では薬物に関連す
る刺激への認知行動の問題に，もう一方ではトラウマに関連する刺激への認知
行動の問題に結びついている。こうした両問題に関連した認知−感情−行動パ
ターンを見直して，適応的なものに変えていくことが必要となる。具体的には，
トラウマ記憶への敏感性薬物欲求の引き金として，曝露療法の手法を取りいれ
たスキル訓練を行うことや，トラウマによる無力感から必要な援助を求められ

表7-1　欧米で用いられている主な物資使用とPTSD合的プログラム

	Substance Dependency Posttraumatic Stress Disorder Therapy（SDPT）（Triffleman et al, 1999）	Seeking Safety Treatment（Najavits L, 2002）
形式	1週間に2回，20週。外来，個人療法をベースにしたもの。	・3領域（対人，認知，行動）に関する25のトピックから必要に応じて自由な順番で用いる。個人・集団で施行。
特徴	以下の三つのプログラムから作成された。 ・CBCST（cognitive-behavioral and coping skills treatment for substance abuse）（Carroll et al, 1993） ・SIT（Stress inoculation training）（Foa, Rothbaum et al, 1991 など） ・In vivo exposure（Marks et al, 1994） ＊NIDA が作成したもの。物質依存を扱うフェーズ（12w）とトラウマをあつかうフェーズ（8w）を分けているのが特徴。	PTSDと物質依存の回復について，安全な環境をもとにした回復という枠組みを示し，具体的な回復に向かう方法を学習することを中心としている。 ・曝露療法ではなく，トラウマ体験そのものに焦点をあてない。 ・病理よりも回復や健康な部分に焦点をあて，具体的なスキルの学習が中心。 ・毎回，PTSDとSUDの両方に関わる話題がテーマとなる。
内容	第1フェーズ（12週間,5モジュール） 断薬の確立を優先する。トラウマについても教育を行い，物質使用とPTSDの関係についても教える。 第2フェーズ（8週間） PTSDの症状の低減に焦点を置く。 ・反回避モジュール1（2-4セッション）ストレス免疫訓練の修正版（トラウマの意味に関する認知的歪みを修正することを援助するために，対処スキルと認知的再構成を行う。 ・反回避モジュール2（6-12セッション）実際場面の曝露とその対処。	対人領域 　援助を求める／関係における境界の設定／健康な関係の持ち方／正直さ,回復を援助してくれる人を確保する／社会的資源を用いる／アンガーマネージメント 認知的領域 　グラウンディング／回復的思考／共感分裂した自己の統合／PTSD:（あなたの力を取り戻す） 　薬物があなたをコントロールする時／意味を創り出す 発見 行動的領域 　自分自身の面倒をみる／引き金に対処する 　安全なサインと危険なサイン／自分を育てる 　自分の時間を大事にする／コミットメントする

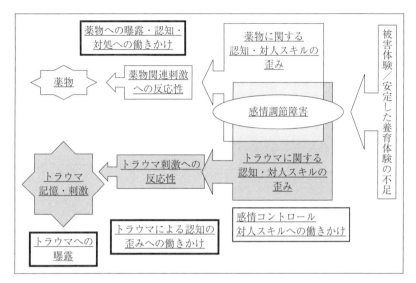

図 7-3　薬物依存と PTSD の合併事例における介入ポイント

ず，虐待的人間関係に巻き込まれる場合が多く，自尊心の向上や対人スキル訓練について取りあげることが必要となる。

2．プログラムの基本設定

　筆者らは，欧米のプログラムを参考にして，トラウマ症状と薬物依存を合併する事例に対する統合的な認知行動療法プログラムを作成し，試行している（森田・他，2010）。その概要を以下に述べる。

　①基本的な設定：参加者 4 ～ 16 名のグループ形式（司会は 2 名，女性参加者がいる場合はできるだけ女性の司会者をいれる）。全 14 回（週 1 回，90 分）。セミクローズ形式。

　②各回の流れ：a．ストレッチや参加者同士での肩たたき，b．表情カードを用いて本日と 1 週間の気持ちの振り返り，c．その日のテーマの説明，d．テーマに関するワーク，e．感想とまとめ。

3.　主要なプログラム内容

　各セッションの内容は表7-2の通りである。以下に主要な内容を示す。

　①　薬物依存症の基本的知識と回復・再発防止についての心理教育

　これは，SMARPPと同様に，「薬物依存症とはどういうものか」「薬物依存が脳や心や身体や社会生活に与える影響」「やめられないメカニズム」を示し，危険な状態や引き金に備える再発防止に対する計画を検討させる内容である。トラウマ問題がある場合，引き金の一つが再体験や過覚醒になることを示す。また，現在の自分の生物－心理－社会－生きがいの状態をふりかえってもらい，回復は単に薬物摂取やトラウマ症状がないということのみでなく，これらの面について改善し，その人なりの生活を送れるようになることであることを示す。

　②　自分の感情の振り返りからそれに関係する薬物使用やトラウマの問題を扱う

　女性事例やトラウマ問題が主要なテーマになっている例では，薬物問題に特化するよりも，感情や対人関係の問題を中心に扱い，危険な刺激や対人関係から離れて，自分を大事にすることを取り上げる方が，クライアントの興味を持たせやすく，内容的に深まる印象であった。具体的なセッションの例をいくつか挙げる。

- ●感情の振りかえり：自分が感じている感情を表す言葉を「氷山のイラスト」に書き込ませるワーク[注1]。描いた絵をもとに，出しやすい感情と出しにくい感情，他人に分かってほしい感情，振り回されがちな感情を話し合う。
- ●薬物使用に関連する感情への対処：どういう感情の時に薬物を用いたくなるかを考えさせる。特に，SMARPPで扱われる再発に関連するカギとなる感情HALT（Hungry：空腹感を読み替えて感情的な空虚感，Angry：怒り，Loneliness：孤独感，Tired：疲労感）について，それがどのような時に生じやすいか，それに対するよくない対応と良い対応を二人組やグループで話し合う。
- ●感情の表現や関連する考え方のクセの振り返り：ピンチの時と落ち着いている時の，表情，言葉，動作，考えの特徴を検討させる。その上で，薬物

注1）これは氷山をその人の心として，水面上にでている部分に外部に表れている感情と，水面下の大きな部分に隠れている感情を表す言葉（悲しみ，不安，怒りなど）。

表 7-2　トラウマ関連問題を背景にもつ薬物依存症に対するプログラムの各回の内容

回	タイトル	概要
第1回	薬物・危険な行動・関係から自分を守り，回復に向かう方法	・自分は薬物やその他の依存しているものにより，どんな影響を受けてきたかを考える。 ・回復には，薬物や他の依存しているものをやめるだけではなくて，身体−心−社会での活動（仕事や家族）−生きがいの四つの面のすべてで回復することが必要である。 ・薬物からはなれて，なりたい「新しい自分のイメージ」を考える。
第2回	クスリの「欲求」がでる「あぶない状況」と「ひきがね」	・クスリの「欲求」がおきやすい危険な状況とひきがねを知っておこう。これをきりぬける方法を考えよう。
第3回	クスリにこれ以上人生をじゃまされないで，あたらしい生き方をつくっていく計画をたてよう	・「依存症とはどんなものか？」「回復すると何が変わってくるのか？」を考える。 ・自分の心の中に，「薬物をつかってもいい」という考え（依存症の考え）と，「やめていこう」という考え，落ちついた考えの二つの考えがあることを知ろう。 ・薬物（なしでやっていく「落ちついた考え」をふやしていくことを助けてくれるものと，じゃまするものを確かめ，今後の回復計画を考える。
第4回	感情とのつきあい方(1) 不安とトラウマ	・自分の感情の出し方や対応方法のクセを考える。 ・役に立っているクセはより多くしよう。あまりよい結果にむすびつかないクセは，かえてみる。 ・トラウマという大きな心理的衝撃のもたらす影響とその回復について知る。 ・安全のイメージ，呼吸法などつらい体験を乗り切る方法を練習する。
第5回	感情とのつきあい方(2) 怒りとトラウマ	怒りは自分の境界線を尊重してもらえないときにおきるものであり，怒り自体はわるくなく，むしろ自分の怒りが出せるようになることはトラウマの回復において意味があることを伝える。ただし，怒りに振り回されないで，上手に表現していく方法を検討する。
第6回	自分を大事にする考えをしっかりともって，よくない関係や薬物のさそいに，No を言うこと	自分を守ってくれるもの（人）と，自分を傷つけるもの（人）の区別をつける。自分自身をだいじにする権利があることをあらためて確かめ，トラウマや薬物の影響で自分を大事にできない考えや行動が生じてきたことを考える。さらに自分を傷つけるよくない関係や薬物のさそいに対し，No を言う練習をして，自分を守るスキルを身に着ける。
第7回	コミュニケーションスキル：相手の気持ちを受け止める聞き方	相手の話をきき，気持ちをうけとめるという，コミュニケーションの基本について学ぶ。相手の気持ちを受け止める言葉と相手の心を否定する言葉の二つの方法をシナリオロールプレイで練習し，実際の難しい場面についてもロールプレイでやってみる。

表 7-2　つづき

回	タイトル	概要
第8回	コミュニケーションスキル：アサーティブ相手の気持ちを尊重しながら，自分の気持ちを表現すること	自分と相手を尊重するアサーティブのコミュニケーションを学ぶ。自分の本音をおさえすぎたり，自分の考えを相手に押しつけすぎると，気分がすっきりしなくなり，感情の問題（うつ・不安・イライラ）やドラッグへの欲求のスイッチがはいりやすくなる。お互いの気持ちを大事にできる話し方を，身に着ける。
第9回	まわりの人と，よいつながりをつくる：人に助けを求めること	・トラウマ体験によってすり込まれている「とらわれた考え方」のうち，他人に対する適度な信頼感。 ・距離が保てない考えについて見なおそう。 ・自分の応援団（安全基地となる人）を検討し，これを増やすことを考えてみる。
第10回	トラウマによる影響（PTSD，とらわれた考え方・行動）を知り，依存症との関係を検討する	・自分の感情を左右する考え方をみつけられるようになる。 ・PTSD やトラウマに関係する「とらわれた考え方」について知って，そうしたものが自分にないかを考える。 ・依存症とトラウマの関係を考える。
第11回	自分の人生の計画をたてよう！　理想と現実のバランスをとる	理想の自分を思い描けることと，自分の危ない部分に目をむけられることの両方のバランスをとることを検討する。さまざまな価値あるもの（勇気，安心，友達など）を書いたカードを用い，自分が本当に大事にしたい価値はなにかを考え，自分のやり方がそれにあっているかを考える。これからの人生のシナリオ）を書いてみる。
第12回	自分の生きかたを企画・コーチしよう！	Step1：あなたの望みを確かめる（やりたいことをできるだけ多く書きだす）。 Step2：生活の仕分け・シェイプアップをしよう。 Step3：変えられることを考えよう。皆の前で，これからやっていく自分の良い面と心配な面を述べる，未来の自分に向けた手紙を書く。
第13回	再発防止のために難しい対人関係の場面を乗り切る方法を身に着ける	再発（気持ちが不安定になる，薬物を使いたくなる）対人関係上の難しい場面で使える三つのテクニックを身に着けよう。（1. アイメッセージ＋壊れたレコード法。2. タイムアウト。3. 問題解決法）
第14回	再発防止のカードを作り，互いにメッセージを交換する	危険（薬物の使用の危険，トラウマ再現のパターンへ巻き込まれること，気持ちの面でおいつめられた時など）がせまったとき，自分をたすけてくれるカードを作る。

欲求やトラウマ症状につながる危ない感情を乗り切るセルフケアの方法として，呼吸法，リラクゼーション，安心イメージの想起，自分を落ち着かせる言葉セルフトーク，信頼できる人と話す，お気に入りの活動や趣味などを提案する。

- 不安の対処についての検討：不安は，本来，危険への対応を助ける手掛かりの機能をもつが，トラウマ体験があると，安全な時にも過度に反応するようになったり，逆に対処をあきらめて投げやりになったりする。「心配が強すぎてしまうパターン」「心配しなさすぎてうまくいかないパターン」「心配な場面でも，おちついて対処できたこと」を話し合い，自分の不安に対する癖を検討する。

- 怒りの対処についての検討：怒りは，自他の間にある境界線を侵害されて，考えを押し付けられた時に起こる感情である。トラウマを受けた人は，境界線を破壊され一方的に押し付けられる経験を積んできており，そうしたことを再現してしまう場合やこれに耐えかねて逆切れするように爆発することが起きやすい。怒りを表現できること自体は被害者にとって重要なことであるが，それに振りまわされないような方法を検討する。

③対人関係のロールプレイを通して認知や行動の問題をとりあげること

- 自分が持っている人間関係の振り返り：図7-4のようなシートに，心理的な距離（遠い－近い），安全感（◎特別に安心の基地と思える人，○信頼できる人，×危険な人，△どちらでもない人）を分類して紙に書き込む。薬物を一緒にやってきた異性や友人を安全な分類に入れる人もいるが，あらためてどういう人との関係を強めるか，どういう人との関係に境界線を作り直すかを考えさせる。

- アサーティブなコミュニケーション：アサーティブな方法（自分の考えを述べつつ，相手の意見も尊重する）とノンアサーティブ（自分の考えを言わず相手を優先する），アグレッシブ（自分の考えを優先して押し付ける）という三つのコミュニケーション型を示し，アサーティブな話し方の方法（アイメッセージなど）を練習する。例えば，薬物や危険な関係に誘われたときに断るワークでは，当初は断れない人が多く，その裏には否定的な認知がある場合が多い。しかし，断り方（使わない理由づけをしないで，

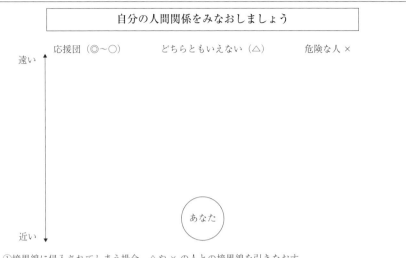

図 7-4　自分の人間関係の見直し

アイメッセージで「私はやめたので誘わないでほしい」とシンプルに断る，
粘られても「壊れたレコード」のように繰り返す）を教えた上でロールプ
レイをすると，多くの人は断れる。こうした経験は，自分を守る考え方や
スキルを持つ契機になると考えている。

● 相手の気持ちを受け止めるスキル：相手の気持ちを受け止める言葉（「ア
　イコ＝あいての言葉を繰り返す・あいづちをうつ，いいところを見つける，
　こころの声を言葉にする」と相手の心を否定する言葉（三つのキ：きんし
　（禁止）・否定，きめつけ，きつもん（詰問））の二つの対照的な方法をシ
　ナリオロールプレイで練習し，実際の難しい場面についてもロールプレイ
　でやってみる（図7-5）。

● 助けを求めるスキル：ブラインドウォークなどの実習をした後で，人に助
　けを求めることのいい点と難しい点について話し合う。「薬を使ってしま
　いそうになった時，援助者に助けを求める」「市役所に相談にいく」など
　やや難しい場面で支援を求めるロールプレイを行う。さらに問題解決法を

```
┌─────────────────────────────────────────────┐
│        ☆良い関係に役立つ「アイコ」の言葉          │
│                                               │
│ ア……あいづち，あいての言葉のくりかえし           │
│       相手の言うことを繰り返す。                 │
│ イ……いいところをほめる                         │
│       相手のいいところをみつけ、賞賛を伝える。    │
│       (例) 相談してきた勇気や力をほめる。        │
│ コ……こころの声を表現する                       │
│       相手の気持ちや願っていることを言葉にする。  │
│       (例)「それは、つらかった（感情）ですね」    │
│          「本当は〜したかった（願い）のでは      │
│            ないかと思いますが，どうですか？」     │
└─────────────────────────────────────────────┘
```

```
┌─────────────────────────────────────────────┐
│      ☆関係をこわす「三つのキ（きけんな言葉)」     │
│                                               │
│   きんし（禁止），否定，非難                     │
│     (例)「そんな風に考えるべきじゃない」          │
│                                               │
│   きめつけ：一方的な指示                        │
│     (例)「もっと君は前向きになるべきだ」          │
│                                               │
│   きつもん（詰問）：問い詰めること                │
│     (例)「いったい何が問題だったの？」            │
│        「どうしてそんなことになって              │
│          しまったの？」                        │
└─────────────────────────────────────────────┘
```

図 7-5　相手との関係をよくする言葉と壊す言葉

用いて，葛藤を生じるような場面での対処について互いに解決策を自由に
出し合い，実行可能性や重要性などを一緒に確かめてとりあえず行う方法
を決めるという練習を行う。

④トラウマや薬物に関連する認知の修正

● 薬物に関連する認知の確認と修正：図 7-6 のように依存症に関連する考え
方を自分が持っているかを検討させ，それに対抗する考えをみつけ，これ
を自分へのアドバイスとして用いるように促す。

● トラウマに関連する認知の確認と修正：Resick（1996）により開発された
認知処理療法というトラウマの認知療法を参考にして，トラウマ体験によ

依存症の考え方とその修正	
あなたは以下の考えをもっている？	依存症の考えに対抗する考え方は？ 自分へのアドバイス
①薬物のもたらす悪い影響を小さく考える （＝否認，過小評価） 「クスリをつかってなにが悪い」 「ちょっとだけなら大丈夫」	例 「一度使えば，とめられない」 「家族のせいにしても意味がない」 「また刑務所に入るのは嫌だからやめよう」
②コントロールできるという思いこみ 「自分は依存症じゃないので， やめようとおもえばすぐにやめられる」	
③理由づけやいいわけを考える， 他人や偶然のせいにする（＝責任転嫁） 「妻とけんかしたから」「お正月くらい」 「あいつがさそってきたから断れない」	
④家族への依存的な考え 「家族がトラブルの後始末をしてくれる」 「家族なしには生きられない」	

図7-6　依存症の考えを見直すシート

り生じるバランスの悪い認知を示し，そうしたことが参加者にあるのかを検討させる（図7-7）。これにあわせて，どのような体験がそうした考えにつながっているのかを考えていく。例えば，ある参加者ではDVを受けた体験により，「殴られるのは自分が悪いため」と考えるようになり，その結果，男性から薬物使用と性の強要要求を断れなくなったり，他の場面でも自分の意見が言えず煮詰まると薬物や自傷行為を用いてしまうというパターンがあることがわかった。このような自己分析をもとに，被害を食い止めるために必要な考えやスキルを検討したところ，自傷行為が減っていった。

⑤今後の生活計画の検討：単に再発防止ではなく，自分なりの目標をもって生活や仕事に向かっていくスキルや考えを醸成するために以下のワークを行った

- 自分が本当に大事にしたい価値は何かを検討し，今の生活はそれにあっているかを考えさせる。
- これから5年間の未来のシナリオ（最悪のシナリオ，危機を切り抜けていくシナリオ）を書く。

トラウマによるバランスの悪い考え方

以下のような考え方をもっていますか？

「安全」に関する考え方
- ・ちょっとしたことでびくびくしてしまう考え方
- ・逆に，安全に関する無関心さ

「信頼」に関する考え方
・自分を信じられない　　・他人を信じられない

☆トラウマ・ボンド（トラウマにつながるような危ないものとくっついてしまう考え）
- ・危ない刺激（薬物やお酒や過食や自傷行為など）に頼る。

「コントロール」に関する考え方……暴力・支配から平等の関係へ
- ・自分も相手も過剰にコントロールしようとする。（完ぺき主義，ふりまわし）
- ・自分も相手もまったくコントロールできない。（なげやり）

「尊重」に関する考え方
- ・自分や他人に理想的な姿を求める。
- ・自分は汚れてしまってダメな存在。世の中なんてむなしい。

「親密性・ケア」に関する考え方
- ・自分の心が空っぽで埋められない。代理のもの（薬物など）で埋めるしかない。
- ・他のひとに親愛の気持ちをもてない。

トラウマ体験と認知・行動の関係のみなおし

あなたが持つ自分や他者に関する否定的な考え方は？
それはトラウマや被害の体験に影響されている？

<u>DV の被害体験によって</u>
①「自分が悪いやつだから殴られる」「誰も助けてくれない」と思った。
②セックスしたくないときでも断れない。断ると彼が切れてしまう。
③男性からの薬物使用と性の強要。切れられると怖いので断れない。

あなたの考え方を見直そう

その考えの根拠は？　本音をいうと叩かれた。
反証は？　わかってくれたひともいた。
極端すぎることは？　自分にもいいところがあるので、全否定は極端。
役立っていますか？　追いつめられた気持ちになるので役立っていない。
友人が同じ考えに苦しんでいたら，どうアドバイス？
<u>→新しい考え</u>　「自分を傷つける要求を断ってもよい」
　　　　　　　　「援助者に助けを求めることができる」

図 7-7　トラウマに関連する考え方とその修正

ABC シート：考え－感情・行動の見直し		
A：できごと 先週に，知人の売人に薬物を使うことに誘われたこと。その，1度だけ再使用してしまったこと	B：考え 「せっかく持ってきてくれたのに断ると悪い」 「断ると相手が怒るのではないか」	C：結果・感情 ・怖いから断れない。 ・使ってしまう。 ・以前薬物を使っていたが今はやめている彼氏に，再使用のことを知られるのが心配になる。

後で落ち着いて考えてどう考えたか？
　「ちゃんと断ればよかった。でも，その人は悪い人ではないので難しい。」

これからどのように変えたいか？
「もうつきあいたくない。薬やめたい。」
　→自分を守るために断ってよい。
　　本当に自分の大事な関係（彼氏や自分自身）を守ることが大事
　→実際に断るスキル訓練へ

図7-7　つづき

- これからしたいことや希望を書きだす一方で，そのために変えていきたいことについて検討する。
- 再発防止計画を書いたカード（携帯して用いるもの）を作り，皆に披露した上で，そのカードの裏に，寄せ書き風に応援のメッセージを書きあう。

4．プログラムの実施による効果

　本プログラムは，SMARPP や HAPPY などのようにパッケージとして完成して，効果評価を厳密に行うところまではいっていない。クリニック，刑務所，ダルクなどで多少内容や長さを変更しながらも施行の前後での変化を評価してきた結果を以下に示す。

　①クリニックでの実施：2007 年7月から 2012 年 12 月までに 10 クールを行ってきた。試験参加以外の継続参加された方は 27 名であった。ジェンダーは，女性 11 名，セクシャルマイノリティー（生物学的には男性）16 名であった。プログラム期間中に7名が，薬物再使用があったが継続使用になったのは数名であった。これは，3クール以上すなわち1年半以上の参加している者でみら

れた所見であり，むしろ長期的にモニターしていることで，スリップが明確に把握されているという結果であった。各事例について初回と最終参加時における心理評価を比べた。その結果，SOC (Sense of Coherence, 首尾一貫感覚尺度)の「処理可能感」得点について，有意な得点の上昇を認め（$P < 0.05$），SOCの総得点の上昇は有意傾向であった。薬物依存症に対する自己効力感や IES-Rの症状は，生活状況の影響や薬物使用状況などの影響を受けて，細かく上下動を繰り返していた。プログラムへの主観的な満足度や有用性は 9 割以上が肯定的な回答であった。

　プログラム後の感想としては，以下のようなものがあった。

- ・「和やかな雰囲気の中で楽しく皆さんと分かち合いながら取り組めました。自分の頭の中を文字や図形に展開することで，自分の気持ちを把握できやすくなりました」
- ・「自分が薬をやめてから少しずつ変化してきたことを確認できた。トラウマへのとらわれはまだあって，男性関係はまだ難しいが，グループのワークが役立った」
- ・「一人では難しいことが皆できると思えた。少しは前進，心の整理ができた。プログラム中スリップがあったが何とかなった。死にたい気持ちや薬物欲求がプログラムのおかげで減った」

---

　②女性ダルクでの実施：自助施設におけるプログラムの有効性を検証した。施設で行っている他のプログラムとの兼ね合いもあり，月 1 回の施行という条件であったので，長期だと脱落しやすいことを考慮して，回数を 6 回に減らした。また，対人スキルの中でも子育てスキルを取り上げる回を設けた。具体的には，米国オハイオ州シンシナティ子ども病院で開発された子どもと関わる大人のための心理教育プログラムである CARE（Child Adult Relationship Enhancement）（福丸，2011）を用いた。このプログラムでは，実際に玩具を用いて，子ども役と養育者に分かれての遊びの場面のロールプレイを行い，その中で子どもとの関係をあたたかいものにするコミュニケーションの方法を学ぶものとなっている。平成24年6月から半年間1クールを施行した。毎回のセッションの参加人数は 6 〜 10 名が参加した。全回参加の 6 名について前後で心理テストでの変化を分析した。薬物依存症に対する自己効力感や IES-R 得点の変化ではプログラム前後に有意な変化はなく，SOC の把握可能感では全例

で上昇を認め，対応のある t 検定を行ったところ，有意差を認めた。プログラムの満足度や有用性については，肯定的回答が大半を占めた。

　③刑務所での実施：筆者が関わっている刑務所では，今回紹介したプログラムとほぼ同様の内容のものを施行し，その効果評価を行っている。上記のクリニックの結果と比べると，外部との接触がないため SRRS（Stimulant Relapse Risk Scale）や薬物依存症に対する自己効力感尺度などの心理テスト上の有意な改善は安定して認められる。被害体験の有無がどのように影響するかを分析したところ，プログラム前では被害体験のある群ではこれがない群よりも SRRS で測られる再発リスクは高く，自己効力感は低いが，どちらの群でもプログラムにより有意に SRRS 得点が低下していた。むしろ被害体験のある群の方が得点の低下が大きい傾向がみられており，本プログラムは被害体験のある者に対して有効な内容をもっているといえた。また，出所後の再犯の結果と，プログラム前後の変化との関係を調べたところ，男女では再犯状況に関係するプログラム効果が異なっていた。男では薬害認識の不足や再使用不安の低下が再犯と関わっていたのに対して，女性では感情面の問題の低下が再犯と関わっていた。この結果より，男性は，薬物の効果や問題への認識をきちっともてるという知的な意識的な態度が再使用を防ぎ，女性はトラウマ体験やそれに伴う感情的な問題や身体的不調や人間関係の問題の調整ができることが再使用を防ぐことが示唆された。

　本プログラムは SMARPP に比べると，対人関係や感情の調節に焦点を当てている特徴があり，それは刑務所のような隔離した環境では，被害体験をもつ事例でも効果を有し，特に女性事例では感情の安定化が再犯防止につながっていた。一方クリニックや女性ダルクの場面での施行では，外的な環境による影響もあり，薬物依存リスクは明確な低下効果は確かめられなかったが，SOC で評価されるストレス対処できる感覚を高める効果があることが示唆された。一方，課題としては，今回のプログラムはトラウマ体験そのものを扱っていないこともあり，トラウマ症状そのものの低下の効果ははっきりしなかった。本プログラムによりトラウマ関連問題やそれに関連する薬物問題を安定化させた上で，持続エクスポージャー療法などの PTSD に対する認知行動療法を行うということがより根本的な治癒に結びつくと考えられる。

ま と め

　トラウマ症状と薬物依存の合併の状況やその心理的機序について取り上げ，合併事例に対する働きかけの手法，特に統合的な認知行動療法プログラムを論じた。薬物依存は身体や心の痛みを乗り切るための「自己治療」と考えることができ，トラウマからの回復という視点はほとんどの薬物依存事例に有用である。日本ではまだトラウマを扱う治療者と，薬物依存を扱う治療者の集団が別れていて，両問題を同時に評価し，援助することが十分行われていない。今回紹介した筆者が行っている統合的な心理プログラムはこうした事例の回復における重要なポイントを扱うものになっており，多くの方に用いてほしい。しかし，こうした心理プログラムだけで十分というわけでなく，こうした事例の抱える多様な困難（例えば，子育て，お金や性の問題など）についてさまざまな支援を継続して行っていくことが重要であることを最後に指摘したい（上岡・大嶋，2010）。

文　献

Boyd CJ（1993）The antecedents of women's crack ocaine abuse : Family substance abuse, sexual abuse, depression and illicit drug use. Journal of Substance Abuse Treatment 10 ; 433-438.

藤野京子・高橋哲（2007）覚せい剤事犯受刑者の現状（2）児童虐待被害経験からの分析．アディクションと家族 24（2）; 160-168.

福丸由佳（2011）心理教育的介入プログラム CARE の導入と実践―これまでの取り組みと今後の課題．トラウマティック・ストレス 9（1）; 96-98.

Fullilove MT, Fullilove Ⅲ RE, Smith M et al（1993）Violence, trauma, and post-traumatic stress disorder among woman drug users. Journal of traumatic stress 6 ; 533-543.

上岡陽江・大嶋栄子（2010）その後の不自由 ―「嵐」のあとを生きる人たち．医学書院.

Kang S, Magura S, Laudit A et al（1999）ADVerse effect of child abuse victimization among substance-using women intreatment. Journal of Interpersonal Violence 14 ; 657-670.

Kessler R, Burglund P, Demler O et al（2005）Life time prevalence and age-of-onset distributions of DSM- Ⅳ disorder in the National Comorbidity Survey Replication. Archives of General Psychiatry 62 ; 593-602.

Kessler R, Sonnega A, Bromet E et al（1995）Posttraumatic disorder in the National Comorbidity Survey. Archives of General Psychiatry 52 ; 1048-1060.

森田展彰（2008）Disorders of Extreme Stress（DE SNOS）の治療―成人サバイバーと児童
　　に対する働きかけの実際．トラウマティック・ストレス 6 ; 97-105.

森田展彰（2015）女性の薬物依存症者がかかえるトラウマの問題とそれに対する援助．精神
　　看護 18（6）; 562-568.

森田展彰・村岡香奈枝・山田幸子，他（2010）併存障害を持つ薬物依存書に対する心理プロ
　　グラムの開発と有効性の検討：厚生労働省精神・神経疾患研究委託費「薬物依存症および
　　中毒性精神病に対する治療法の開発・普及と診療の普及に関する研究（主任研究員：和田
　　清）」平成 19-21 年度総括研究報告書．pp105-128.

森田展彰・梅野充（2010）物質使用障害と心的外傷．精神科治療学 25 ; 597-605.

Najavits LM（2002）Seeking Safety : A treatment manual for PTSD and substance abuse.
　　New York, Guilford Press.（松本俊彦，森田展彰監訳（2018）PTSD・物質乱用治療マニュ
　　アル―「シーキングセーフティ」，金剛出版）

Pirard S, Sharon E, Kang SK et al（2005）Prevalence of physical and sexual abuse patients
　　and mpact on treatment outcomes. Drug and Alcohol Dependence 78 ; 57-64.

Resick PA, Shnicke MK（1996）Cognitive Processing Therapy : A treatment manual,
　　Newbury, ondon, NewDelhi, Sage Publication.

Triffleman E, Carrol K & Kellog S（1999）Substance dependence posttraumatic stress
　　disorder therapy. Journal of Substance Abuse Treatment 17（1-2）; 3-14.

梅野充・森田展彰・池田朋広，他（2009）薬物依存症回復支援施設利用者からみた薬物乱用
　　と心的外傷との関連．日本アルコール・薬物医学会雑誌 44（6）; 623-635.

van der Kolk BA（1989）The compulsion to repeat the trauma ; Re-enactment,
　　revictimization, and masochism. Psychiatric Clinics of North America 12（2）; 389-411.

第 8 章
性的マイノリティ・
HIV 感染者の理解と支援

嶋根卓也

はじめに

　薬物依存臨床には,性的マイノリティの背景を持つ患者がしばしば登場する。性的マイノリティの背景を持つ患者の中には，HIV 感染症を合併している者もみられる。エイズが「死の病」ではなくなったことや,「LGBT」という言葉くらいは知っているものの，漠然とした苦手意識を持つ援助者は少なくない。また,性的マイノリティや HIV 感染症に対する理解が十分ではないために,配慮に欠けた言動をとっていないか，無意識のうちに当事者を傷つけていないかと不安に感じる援助者もいるだろう。

　概して，薬物依存の患者自体が「マイノリティ」として扱われる場合が少なくない中で，性的マイノリティや HIV 感染者であることは，援助者の苦手意識を強化する要因にもなり得る。結果として，こうした患者が「マイノリティの中のマイノリティ」として扱われる可能性すらある。

　もとより，薬物依存治療に携わる援助者が，性的マイノリティや HIV 感染症について学ぶ機会は限られている。本章が，性的マイノリティや HIV 感染症の背景を持つ患者を正しく理解し，適切に対応するための一助となれば幸いである。

I　性的マイノリティの理解

1. 多様な性の形

　性的マイノリティを理解するためには，まず性の多様性について理解する必要がある。性は，主に「からだの性」「こころの性」「好きになる性」の三つの切り口から捉えることができる。「からだの性」とは，生物学的に男性か女性かを指す身体的な性別のことである。「こころの性」とは，本人が自認する性別のことで，性自認（ジェンダー・アイデンティティ）とも言う。「自分は男である」「自分は女ではない」「男であり，女でもある」「男でも女でもない」など，認識はさまざまである。「好きになる性」とは，性愛の対象がどの性別に向いているのかを意味し，性的指向（セクシュアル・オリエンテーション）と呼ばれる。異性愛者，同性愛者，両性愛者が該当する。

　社会における恋人やカップルの多くは，「からだの性」と「こころの性」が一致した異性愛者同士である場合が多いことは事実であろう。しかし，性には多様性があることも事実である。性的マイノリティとは，性的に少数派であるために，多数派であれば経験しないような差別や偏見を経験する可能性のある人たちのことを指す。

　近年，マスメディア等でLGBTという言葉を耳にする機会が増えたように感じる。LGBTとは，Lesbian（レズビアン：女性にこころとからだが惹かれる女性），Gay（ゲイ：男性にこころとからだが惹かれる男性），Bisexual（バイセクシュアル：男性と女性の両方にこころとからだが惹かれる人），Transgender（からだの性とこころの性が一致せず，違和感がある人）の頭文字を組み合わせた言葉である。LGBが性的指向に関することであり，Ｔは性自認に関することであり，LGBとＴは概念が違う点に注意が必要である。もともとは，性的マイノリティの当事者が自分たちを表す言葉として使われ始めたが，現在ではLGBT Healthのように医学領域でも使われるようになった。

　LGBTの人口規模を示す調査結果として，「同性との性的接触の経験がある」と答えた男性が1.5%，女性が1.8%という報告（木原・他，2000）や，「性交渉の相手が同性のみ，または同性と異性の両方」と答えた男性は2%であったと

性の種類	説明
からだの性	生物学的に男性か女性かを指す身体的な性別。からだの性を男女に峻別しにくい場合もあり、医療の対象となる場合は、性分化疾患（disorders of sex development, DSDs）とされる。
こころの性	本人が自認する性別のことで、性自認（ジェンダー・アイデンティティ）とも言う。「自分は男である」、「自分は女ではない」、「男であり、女でもある」「男でも女でもない」など、認識はさまざまである。
好きになる性	性愛の対象がどの性別に向いているのかを意味し、性的指向（セクシュアル・オリエンテーション）と呼ばれる。異性愛、同性愛、両性愛など。

L	Lesbian	レズビアン：女性にこころとからだが惹かれる女性
G	Gay	ゲイ：男性にこころとからだが惹かれる男性
B	Bisexual	バイセクシュアル：男性と女性の両方にこころとからだが惹かれる人
T	Transgender	からだの性とこころの性が一致せず、違和感がある人

図8-1　性の種類とLGBT

（「セクシュアル・マイノリティ白書2015」より引用し、筆者が改変した）

いう報告（塩野・他，2011）がある。なお、トランスジェンダーの人口規模については未だ正確な情報が得られていない。

　LGBTが医学領域で使用されているとはいえ、同性愛や両性愛は精神疾患ではなく、治療の対象ではないことは言うまでもない。同性愛を異性愛に変えようとするさまざまな「治療」が行われてきた歴史があるが、DSM-Ⅲ-R（1987年）や、ICD-10（1992年）において同性愛に関する記述が削除され、世界保健機構（WHO）は、「同性愛はいかなる意味でも治療の対象とならない」という見解を発表している。日本では、1994年に厚生省（当時）がICD-10を採用し、1995年には日本精神神経学会がWHOの見解を尊重すると発表している。日本では同性同士の結婚は法的には認められていないが、近年では同性同士のカップルを公的に「パートナー」として認める制度が、全国各地で開始されている。

　一方、トランスジェンダーは、疾患としての性同一性障害（genderidentity disorder：GID）と同一視されることがあるが、これは正しくはない。トランスジェンダーは、脱精神病理化を目的とする当事者運動から生まれた言葉である。なお、

性同一性障害という診断名は，DSM-5 では，性別違和（gender dysphoria）に変更され，2018 年に発表された ICD-11 では，「性の健康に関連する状態（conditions related to sexual health）」における性別不合（gender incongruence）として位置づけられた。今や，性同一性障害は医学的な診断基準としても精神疾患の枠から外れるようになった。

2. 性的マイノリティと物質使用障害

　性的マイノリティの人々は，異性愛者の人々に比べ，物質使用障害のリスクが高いことが報告されている。異性愛者のリスクを基準とした場合，アルコール依存のリスクが 2.2 倍，薬物依存のリスクが 2.7 倍高いことがメタ分析で明らかにされている（King et al, 2008）。国内の報告では，ゲイ・バイセクシュアル男性は一般住民に比べて，大麻，覚せい剤，MDMA，危険ドラッグのいずれの薬物使用経験率も高いことが，インターネット調査によって報告されている（嶋根・他，2013；嶋根・他，2016b）。トランスジェンダーにおける薬物使用に関する大規模調査は未だ行われておらず，今後の研究が期待される分野である。

　なぜ性的マイノリティの人々は物質使用障害のリスクが高いのだろうか。性的マイノリティと薬物依存との関係を理解する上で，マイノリティストレス（minority stress）は，役に立つモデルである（Meyer, 2003）。多くの性的マイノリティは，同性愛に対する不合理な嫌悪や社会的な抑圧のある文化（homophobic culture）によって，敵意・差別・暴力の対象となった経験を有しており，こうした社会で生活することは，性的マイノリティに対して恒常的なストレスを与え，身体的・精神的な不調をもたらし，疾病や障害を引き起こしやすい状況を生み出しているのである。物質使用障害はその一つの障害である。つまり，物質使用障害を引き起こす薬物使用行動は，性的マイノリティが抱える「生きづらさ」への対処行動と考えることもできる。

3. ゲイ男性とメンタルヘルス

　異性愛者を中心とするマジョリティの社会に暮らし，生活を続けていく上で，異性愛者を装うことで社会に適用しようとする性的マイノリティも少なく

ない。例えば，ゲイ男性であれば「いつ結婚するんだ？」「早く孫の顔がみたい」といった親からのプレッシャーや，「お前，彼女作らないの？」など学校や職場での何気ない発言に対して，話を誤魔化したり，適当に合わせたりすることで何とか周りに合わせようとすることは恒常的なストレスを生む原因となる。

　自らのセクシュアリティを親に開示しているゲイ男性はわずかであり，約80%は開示できない状態にある（嶋根・他，2013）。異性愛者を装う生活を続けることで，メンタルヘルスに不調をきたしているゲイ男性は少なくない。異性愛者を装うことによるストレスを強く感じているゲイ男性ほど，抑うつ，不安，孤独感が強いという報告（日高・嶋根，2012）や，自傷行為や自殺リスクが異性愛者に比べて高いという報告もある（Hidaka & Operario, 2006 ; 日高，2016）。

　自身のセクシュアリティに悩み，葛藤する青少年期を過ごす中で，いじめの経験を持つゲイ男性は少なくない。ゲイ男性を対象としたインターネット調査によれば，半数以上のゲイ男性が「ホモ・おかま・おとこおんな」といった言葉でいじめられた経験を有していることが報告されている（嶋根・他，2013）。そもそも学校教育において同性愛を学ぶ機会は乏しいが，LGBT について教育現場で教える必要があると感じている教員も多く，カリキュラムや教科書が現場のニーズに追いついていない現実が指摘されている（日高・他，2013）。

Ⅱ　HIV ／エイズの理解

1. HIV ／エイズの概要

　HIV 感染症は，HIV（ヒト免疫不全ウイルス）というウイルスを原因とする感染症である。HIV への感染によって，数年から十数年という比較的長い時間をかけて免疫力が低下し，通常では発症しないような感染症や悪性腫瘍を合併するようになり，後天性免疫不全症候群（エイズ）を発症するようになる。CD4 数（CD4 陽性 T リンパ球数）と，ウイルス量（血中 HIV-RNA 量）は，HIV 診療における重要な臨床マーカーである。CD4 数は，細胞性免疫能の指標であり，一般的に 200/ μ L を切ると日和見感染症（ニューモシスチス肺炎，カンジダ症など）を発症しやすくなるとされるが，基礎疾患の影響も強く受け

る。一方，ウイルス量は，疾患の進行速度や治療効果，他者への感染力の指標となる。

　従来，抗 HIV 療法の開始時期は CD4 数で判断してきたが，現在では CD4 数にかかわらず治療を開始することが推奨されている。これは，Treatment as Prevention（予防としての治療）と呼ばれる治療方針であり，早期の抗 HIV 療法が非感染パートナーへの二次感染を予防する効果があることが証明されたことに起因する（Cohen et al, 2011）。

　かつては，「死の病」として恐れられたエイズも，抗 HIV 薬の進歩とともに，感染者の平均余命が大幅に延長し，現在では健常者とほぼ変わらなくなった。抗 HIV 療法は，従来 HAART（Highly Active Anti-Retroviral Therapy）と呼ばれていたが，3 ～ 4 剤を併用する治療法が通常化しているため，現在では HAART を略して ART 療法と呼ばれている。抗 HIV 療法は簡便化が進み，近年ではシングルタブレットレジメン（1 日 1 回 1 錠）も導入されている。

　わが国では薬害エイズ裁判による和解条件として，HIV ／エイズ診療の恒久的な対策が確約され，国立国際医療センターに設置されたエイズ治療・研究開発センター（ACC）を頂点とする HIV 診療ネットワークが全国に整備されるようになった。HIV 感染者は感染経路にかかわらず，免疫機能障害として身体障害者手帳を申請することが可能であり，医療費の助成制度などを利用することができる。HIV に対する医療体制が整備され，陽性者の平均余命が延長する一方で，患者の長期療法や高齢化に伴う新たな問題（がん，血管障害，認知症など）が浮上している。

2．HIV 感染経路とゲイ男性

　HIV は血液中のみならず，精液・膣分泌液・母乳中にも含まれ，血液感染，性的感染，母子感染の三つの感染経路がある。唾液・涙・尿中には感染が成立するだけのウイルス量は分泌されず，食器の共有，握手，キスなどで感染することはない。なお，HIV は消毒薬や熱に対する抵抗性が低く，次亜塩素酸ナトリウム，消毒用エタノールなどの消毒薬による処理が有効である。

　HIV 感染リスクは，表 8-1 に示した曝露経路別の感染リスク一覧のように，曝露の種類により大きく異なる（Patel et al, 2014）。注目すべきは，肛門性交（ア

表 8-1　曝露経路別にみた HIV 感染リスク一覧

曝露経路	10000 回の曝露に対するリスク	（95% C.I.）
注射による曝露		
輸血	9250	（8900-9610）
注射器の共有（IDU）	63	（41-92）
針刺し事故	23	（0-46）
性行為による曝露 *		
肛門性交（受け入れ側）	138	（102-186）
肛門性交（挿入側）	11	（4-28）
膣性交（受け入れ側）	8	（6-11）
膣性交（挿入側）	4	（1-14）
オーラルセックス（受け入れ側）	低い	（0-4）
オーラルセックス（挿入側）	低い	（0-4）
垂直感染		
母子感染	2260	（1700-2900）

*HIV に感染したパートナーとコンドームを使用せず性行為をした場合（Patel et al, 2014 より引用し，筆者が日本語に翻訳した）

ナルセックス）の感染リスクが高いという点である。直腸粘膜は傷つきやすく，陰茎の挿入に伴い，出血傾向となりやすいことが感染リスクの背景にあると言われている。コンドームを使わない肛門性交（受け入れ側）によるリスクは，膣性交によるリスクを大きく上回り，注射器共有によるリスクをも上回っている。HIV ウイルスは血液中のみならず精液中にも含まれるため，直腸内での射精は感染リスクをさらに高める要因となる。

　エイズ動向委員会の報告によれば，わが国の HIV 感染の多くが「男性同性間の性的接触」を感染経路としている。男性同性間の性的接触は，MSM（Men who have Sex with Men）と呼ばれている。個人の性的指向は問わず，性行動そのものに着目した概念であるが，その多くがゲイ・バイセクシュアル男性であると考えられる。MSM を対象としたインターネット調査によれば，対象者の約 70%が過去 6 カ月以内に男性との肛門性交を経験している一方で，コンドームを毎回使用する MSM は全体の 30%程度と決して高くない様子が報告されている（嶋根・他，2013）。

　MSM 向けの予防啓発活動は，さまざまな NGO（コミュニティセンター）が，HIV/AIDS に関する啓発資材の配布，勉強会の開催，コンドームやパンフレットの配布を通じたアウトリーチ活動，HIV 検査の促進などを積極的に行っている（市川，2007）。

3.　HIV 感染と薬物依存

　後天性免疫不全症候群に関する特定感染症予防指針（いわゆるエイズ予防指針）では，感染の可能性が疫学的に懸念されながらも，感染に関する正しい知識の入手が困難であったり，偏見や差別が存在している社会的背景等から，適切な保健医療サービスを受けていないと考えられるために施策の実施において特別な配慮を必要とする人々を「個別施策層」と呼んでいる。具体的な対象者層としては，前述した「MSM」に加え，「青少年」「性風俗産業の従事者および利用者」が該当する。平成 24 年に改正された指針では，薬物乱用が HIV 感染の一因となり得るとして，「薬物乱用者」が個別施策層として追加された。では，薬物使用は HIV 感染にどのような影響を与えているのか。

　薬物使用が HIV 感染に与える直接的な影響としては，注射器の共有や回し打ちによる血液感染が考えられる。注射器薬物使用（IDU : Injection Drug Use）は，HIV 感染のハイリスク行為であり，注射器薬物使用者（IDUs : Injection Drug Users）は，HIV 感染のハイリスク集団である。短期間のうちに薬物使用者のコミュニティやその周囲に HIV が拡大する危険性がある。

　日本では HIV 感染者のうち IDUs が占める割合が極端に少なく，厚生労働省エイズ動向委員会の報告によれば，IDUs は累積 HIV 感染者のわずか 0.3% にとどまっている。また，薬物依存者における HIV 抗体陽性者の報告数も極めて少ない（和田・他，2016）。日本で IDU を感染経路とする HIV 感染が少ない理由は明確ではないが，諸外国と比べて薬物使用者人口が少ないことや，覚せい剤の乱用方法が注射器使用から，加熱吸煙（いわゆる，あぶり）に変わってきたことが背景にあるのかもしれない。いずれにせよ，わが国では IDU による HIV 感染は限定的である。

　隣国の台湾では 2003 年から 2005 年にかけて IDU における感染爆発が起こり，2005 年からハームリダクションプログラムが開始された経緯がある（Chen

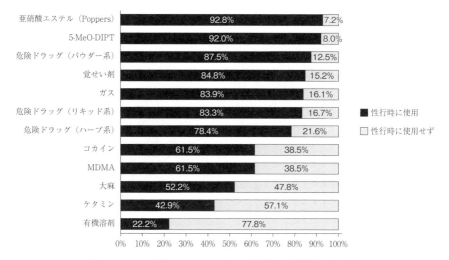

図 8-2　HIV 陽性の MSM における性交時の薬物使用経験率
(嶋根・他，2016a より引用し，作図した)

et al, 2009)。ハームリダクション（害の低減）とは，必ずしも断薬を第一の目
標とせずに，薬物使用に伴う健康被害（二次被害）を低減させることを目的
とする考え方・政策・プログラムである。IDUs に対して使い捨ての注射器を
配布したり，古い注射器を新しい注射器と交換したりするプログラム（NSP：
Needle-Syringe Programming）は，ハームリダクションに基づくアプローチ
の一つである。その他，ヘロイン依存者に対するメサドン代替療法は，注射器
使用から経口薬に変更することで感染症のリスクを軽減させることを狙いとし
ている。

　薬物使用が HIV 感染に与えるもう一つの影響は，いわゆるセックス・ドラッ
グとしての薬物使用である。薬物使用経験を持つ HIV 陽性者は驚くほど多い。
HIV 拠点病院に通院する陽性者の約 55％に薬物使用歴がみられ，亜硝酸エス
テル（Poppers），5-MeO-DIPT，危険ドラッグ，覚せい剤などが性交時（あ
るいは性交の 2 時間前まで）に使用されることが多いことが報告されている
（図 8-2）（嶋根・他，2016a）。こうした HIV 陽性者の多くが MSM である。性
交時の薬物使用は，コンドームの装着を妨げ，結果として HIV 感染のリスク
を高める要因となる。性交時に使用する危険ドラッグの種類が多い MSM ほど，

コンドーム使用率が低下することが報告されている（嶋根・他, 2013）。つまり，薬物使用は，MSM同士の安全な性交（セイファーセックス）を阻害する要因となっており，結果としてHIV感染リスクを高めている。薬物使用がHIV感染に与える影響としては前述のIDUよりも，むしろセックス・ドラッグとしての影響の方が大きいと考えられる。

なぜ，こうした薬物が性交時に使われるのか。薬物使用に伴う精神作用（興奮作用，酩酊感，多幸感，幻覚作用など）を期待したセックス・ドラッグとしての使用がまず考えられる。さらには，肛門性交を容易にする薬理作用を期待している可能性もある。覚せい剤などの交感神経作動薬は肛門等の平滑筋を弛緩させる働きがある。トリプタミン系薬物である5-MeO-DIPTは，セロトニン再吸収を抑制し，セロトニンは肛門平滑筋を用量依存的に弛緩させることが報告されている（Goldberg et al, 1986）。また，RUSHの有効成分である亜硝酸エステルは，ニトログリセリンと同様に内肛門括約筋の弛緩作用がある。

一方，性的マイノリティとしての「生きづらさ」への対処行動として薬物が使われている可能性も考えられる。ゲイ・バイセクシュアル男性の中には，異性愛を前提とする社会の中で絶え間ないストレスや居場所の無さを感じる一方で，そのストレスを「発散，解消，解放」するために，歯止めがきかなくなるセックスを経験する者がいることが報告されている（嶋根・日高, 2013）。また，ゲイ男性が覚せい剤を使用する動機として「孤独感や疎外感の回避」や「抑えのきかないセックス」が共通することも報告されている（Kurtz, 2005）。

薬物使用はHIV感染の危険因子となるだけではない。HIV陽性者の治療が中断するリスクが高まる可能性や，HIV陽性者の性的パートナーへの二次感染を引き起こす可能性もある。HIV拠点病院に通院する陽性者を対象とした調査によれば，抗HIV薬の飲み忘れリスクは，危険ドラッグ使用により3.7倍，覚せい剤使用により7.2倍高くなることが報告されている（嶋根・他, 2018）。

III 性的マイノリティ・HIV感染者に対する支援

1. 何でも話せる信頼関係

多くのHIV陽性者が「HIV陽性であることを誰か他の人に話すときにはと

ても用心する」「HIV 陽性であることを誰かに打ち明けることは危険なことである」と考えていることが報告されている（HIV Futures Japan プロジェクト，2015）。自分のセクシュアリティについても同様の傾向がみられ，多くのHIV 陽性者は，LGBT であることを学校や職場の人には黙っており，「受け入れてもらうために，LGBT でないふりをしなければならない」と考え，「自分が LGBT であることで，家族を傷つけ困惑させている」と感じていることが報告されている（HIV Futures Japan プロジェクト，2015）。また，「心の警戒を解かない限り本当の問題について語れないのに，自分が同性を好きだと言えば，気持ち悪いと思われるのではないかと心配になり，カウンセラーに対して正直になることができない」といった当事者の声も報告されている（日高・嶋根，2012）。

心理カウンセリング・心療内科・精神科のいずれかの受診歴のあるゲイ・バイセクシュアル男性のうち，自分の性的指向について話した経験を持つ者は，3 割程度にとどまっている。しかし，性的指向を打ち明けたゲイ・バイセクシュアル男性の多くが援助者側の対応を「中立的な対応」あるいは「より理解のある対応」と評価している（嶋根・他，2013）。つまり，「こころ」の相談をしているとはいえ，なかなかセクシュアリティを開示できずに葛藤しているゲイ・バイセクシュアル男性が多い一方で，一旦，何でも話せる信頼関係が構築されれば，性の多様性に配慮した支援ができる医療者が多いということなのかもしれない。

2. グループでのピンチをチャンスに

近年，SMARPP 等のワークブックを活用した薬物使用障害に対する外来治療プログラムを取り入れる精神科病院や精神保健福祉センターが増加している。HIV 感染症はワークブックに収載されている事項であり，セッションを進める上で避けては通れない話題である。また性的指向や性的パートナーについても，「セックス・ドラッグ」や「引き金としての性交」との関連から話題となる可能性がある。

こうしたプログラムの中で，参加者から，性的マイノリティに対する差別的な発言や，HIV ／エイズに関する偏見が語られることもあるかもしれない。

ファシリテーターはこうした発言に対して向き合うべきであり，そのまま流してしまうことのないようにしたい。そのような話題が出たことをピンチとして捉えるのではなく，むしろ性的マイノリティや HIV 感染者に対するグループの理解を深める良いチャンスとして捉えるべきであろう。薬物依存の当事者の多くがすでに差別や偏見を経験しており，マイノリティとしての「生きづらさ」を十分に理解している当事者である。性的マイノリティや HIV 感染者の「生きづらさ」を理解し，受け入れることは比較的容易と推察される。

　また，必要に応じた情報提供も有効である。例えば，NA（Narcotics Anonymous：薬物依存の自助グループ）には LGBT によるグループがあることや，主に MSM をターゲットとしたコミュニティセンターが各地にあることである。HIV のサポートに関する情報を収集するためには，HIV マップ（http://www.hiv-map.net/）などのポータルサイトを参照することが役立つかもしれない。

　とはいえ，自らのセクシュアリティや HIV 感染の事実をどこまで開示するのか，誰に開示するのか，いつ開示するのかはあくまで当事者が主体的に決めることである。グループでのカミングアウトを強要するようなプレッシャーは決して与えてはならない。

3. HIV ／エイズ医療との連携

　薬物問題に苦慮している HIV ／エイズ診療従事者は少なくない。前述したように，薬物使用は抗 HIV 薬アドヒアランス低下や治療中断のリスクを増加させる要因となるからだ。薬物使用経験を持つ HIV 陽性者は少なくないが，薬物依存の重症度がそれほど高くない軽症例が多く，HIV 陽性の MSM の DAST-20 スコア（薬物依存の重症度評価）は，民間回復支援施設利用者のそれを大きく下回っている（嶋根・他，2016a）。軽症例ともなれば，治療に対する動機が低いことが想定され，援助者が薬物使用に対する心配を伝えても，話題を避けたがる患者もみられる。しかし，薬物使用経験を持つ HIV 陽性者の6割が「薬物のやめ方が知りたい」と回答していることも報告されており，潜在的な治療ニーズは高いと考えられる。同時に，HIV 治療に使用している抗 HIV 薬と覚せい剤等の乱用薬物との相互作用を知りたいという回答も多いと

いう点も興味深い。ここから考えられる患者像としては，薬物使用は「性交時のみ」「週末だけ」なので，「自分はコントロールできている」と考える一方で，「このまま使用を継続して大丈夫なのか」と迷いながら使用している患者が多いのかもしれない。

　HIV 陽性者に対する初期介入的な薬物依存治療をすでに開始している HIV／エイズ医療機関もある。いくつかの医療機関では，臨床心理士によって認知行動療法プログラム（SMARRP 等）の個別での介入が報告されている（齊藤・他，2016；渡邊，2016）。こうした「自前プログラム」が実施される背景にはいくつかの理由が考えられる。まずは，HIV 陽性者が他科を受診する物理的な余裕がないという理由がある。仕事を抱えながら通院を継続している HIV 陽性者は多く，HIV の受診を続けるのも精一杯という声を耳にする機会が多い。また，性的マイノリティのコミュニティが比較的小さいために「顔バレ」することを恐れて，グループへの参加をためらう当事者もいると考えられる。さらに言えば，院内の精神科が薬物依存に対する治療に消極的なため，自前でやらざるを得ないという事情もあるのかもしれない。薬物依存治療に携わる精神科医療と HIV／エイズ医療とのさらなる連携が期待される。

おわりに

　ここまで本章では，性的マイノリティ・HIV 感染者の理解と支援について述べてきた。海外では，薬物使用障害と HIV／エイズあるいは LGBT は，当然のように一緒に議論されているテーマである。日本では，「HIV 感染症と薬物依存」という点では，改正エイズ予防指針に「薬物乱用者」が明記されたことをきっかけに，ここ数年でようやく議論が開始されたような印象がある。「LGBT と薬物依存」という点においては，ゲイ・バイセクシュアル男性の情報が蓄積されつつあるが，レズビアン女性やトランスジェンダーの人々における薬物依存については依然として不明な点が多く，今後の研究が期待される。

　薬物依存に携わる援助者の間で LGBT や性感染症に対する理解が進み，HIV／エイズ診療従事者の間でも薬物依存について議論が深まっている印象はある。とはいえ，精神科と感染症内科に携わる援助者間の連携は未だ十分と

はいえない状況にある。お互いを近接領域における専門家として尊重し合い，顔と顔がつながった形でのネットワークを構築していくことが次の段階として必要ではなかろうか。

文　献

Chen KT, Chang HL, Chen CT et al（2009）The changing face of the HIV epidemic in Taiwan : A new challenge for public health policy strategies. AIDS Patient Care STDS 23 ; 195-201.

Cohen MS, Chen YQ, McCauley M et al（2011）Prevention of HIV-1 infection with early antiretroviral therapy. N Engl J Med 365 ; 493-505.

Goldberg M, Hanani M, Nissan S（1986）Effects of serotonin on the internal anal sphincter : In vivo manometric study in rats. Gut 27 ; 49-54.

日高庸晴（2016）ゲイ・バイセクシュアル男性のメンタルヘルスと自傷行為．精神科治療学 31 ; 1015-1020.

Hidaka Y, Operario D（2006）Attempted suicide, psychological health and exposure to harassment among Japanese homosexual, bisexual or other men questioning their sexual orientation recruited via the internet. J Epidemiol Community Health 60 ; 962-967.

日高庸晴・嶋根卓也（2012）性的指向の理解と専門職による支援の必要性．精神療法 38 ; 350-356.

日高庸晴・小楠真澄・吉永亮治（2013）学校教育におけるセクシュアリティ理解と援助スキル開発に関する研究．平成 24 年度厚生労働科学研究費補助金（エイズ対策研究事業）総括・分担研究報告書．pp7-126.

HIV Futures Japan プロジェクト（2015）グラフで見る「Futures Japan 調査結果」．

市川誠一（2007）わが国の男性同性間の HIV 感染対策について―ゲイ NGO の活動を中心に．日本エイズ学会誌 9 ; 23-29.

木原正博・木原雅子・内野英幸，他（2000）日本人の HIV/STD 関連知識，性行動，性意識についての全国調査（HIV & SEX in JAPAN Survey）．平成 11 年度厚生科学研究費補助金エイズ対策研究事業研究報告書．pp565-583.

King M, Semlyen J, Tai SS et al（2008）A systematic review of mental disorder, suicide, and deliberate self harm in lesbian, gay and bisexual people. BMC Psychiatry 8 ; 70.

Kurtz SP（2005）Post-circuit blues : Motivations and consequences of crystal meth use among gay men in Miami. AIDS Behav 9 ; 63-72.

Meyer IH（2003）Prejudice, social stress, and mental health in lesbian, gay, and bisexual populations : Conceptual issues and research evidence. Psychol Bull 129 ; 674-697.

NPO 法人共生社会をつくるセクシュアル・マイノリティ支援全国ネットワーク監修・編（2015）セクシュアル・マイノリティ白書．つなかんぱにー．

Patel P, Borkowf CB, Brooks JT et al（2014）Estimating per-act HIV transmission risk : A systematic review. AIDS 28 ; 1509-1519.

齊藤誠司・山崎尚也・藤井輝久，他（2016）広島大学病院における HIV 感染者の覚醒剤使用の現状とその再乱用防止支援．日本エイズ学会誌 18 ; 519.

嶋根卓也・日高庸晴（2013）薬物使用障害と性的マイノリティ，HIV，物質使用障害とアディクション臨床ハンドブック．精神科治療学 28；289-293.

嶋根卓也・日高庸晴・松崎良美（2013）インターネットによる MSM の HIV 感染予防に関する行動疫学研究（REACH Online 2012）．平成 24 年度厚生労働科学研究費補助金（エイズ対策研究事業）総括・分担研究報告書．pp92-146.

嶋根卓也・今村顕史・池田和子，他（2016a）HIV 拠点病院と連携した薬物依存者支援システムの構築と治療プログラムの開発に関する研究．精神・神経疾患研究開発費（平成 25 〜 27 年度）分担研究報告書．pp61-74.

嶋根卓也・大曲めぐみ・和田清，他（2016b）薬物使用に関する全国住民調査（2015 年）．平成 27 年度厚生労働科学研究費補助金（医薬品・医療機器等レギュラトリーサイエンス政策研究事業）分担研究報告書．pp7-166.

嶋根卓也・今村顕史・池田和子，他（2018）薬物使用経験のある HIV 陽性者において危険ドラッグ使用が服薬アドヒアランスに与える影響．日本エイズ学会誌 20（1）；32-40.

塩野徳史・金子典子・市川誠一（2011）日本成人男性における HIV および AIDS 感染拡大の状況．厚生の指標 58；12-18.

和田清・嶋根卓也・森田展彰，他（2016）薬物乱用・依存者における HIV 感染と行動のモニタリングに関する研究．平成 27 年度厚生労働科学研究費補助金(エイズ対策政策研究事業)分担研究報告書．pp163-176.

渡邊愛祈（2016）HIV 拠点病院における薬物依存患者へのカウンセリング—SMARPP プログラムを導入した事例．日本エイズ学会誌 18；130-135.

第9章
触法精神障害のための治療プログラム

今村扶美

はじめに

　心神喪失者等医療観察法（以下，医療観察法）は，精神疾患の影響下で重大な他害行為におよんだ人に対して，裁判所の判断により専門的な精神科医療を受けさせ，再び同様の行為に至ることを防ぐとともに，社会復帰を支援することを目的とした制度である。対象疾患としては，主に統合失調症を想定していたこともあり，当初，物質使用障害は本法の対象とはなりにくいであろうと考えられていた。しかしながら，そうした想定に反し，主たる精神障害に併存する形でアルコールや薬物の問題を抱えた対象者が指定入院医療機関に数多く入院してくることとなった。

　司法精神医学領域の研究においては，かねてより物質使用障害と暴力との間に密接な関係があることが報告されてきた。たとえば，一般人口を対象としたコホート調査によれば，物質使用障害が存在することで暴力のリスクが男性で5.9 〜 8.7 倍，女性で5.1 〜 10.2 倍に高まる（Hodgins, 1992），あるいは，物質使用障害は男性の暴力のリスクを9.5 倍に高め，女性では55.7 倍に高まると報告（Wallace et al, 1998）されている。

　統合失調症などの精神障害が重複して併存する場合には，物質使用はより一層暴力との結びつきを強くする。精神障害者がアルコールや薬物を 1 回摂取するだけでも暴力のリスクは 2 倍に，乱用・依存水準の者では 16 倍に高まる

（Swanson et al, 1996）。さらには，物質使用障害を伴う統合失調症患者では，暴力全般のリスクが 18.8 倍，殺人に限定した場合には 28.8 倍にもなるという報告（Wallace et al, 1998）がある。また，重複障害患者では，暴力のリスクが高いだけでなく，地域内処遇における服薬のコンプライアンスや治療へのアドヒアランスが悪いことも指摘されている（Soyka, 2000）。

　このような知見からは，医療観察法の対象者，すなわち，他害行為を起こした精神障害者の中に物質使用の問題を抱えた者が多く含まれているのは至極当然のことといえる。そして，医療観察法において，物質使用の問題に介入することが非常に重要な治療課題の一つであることを意味している。本章では，国立精神・神経医療研究センター病院（以下，センター病院）医療観察法病棟での物質使用障害への治療的介入を紹介しながら，触法精神障害者への介入について考察したい。

I　医療観察法病棟における物質使用障害合併対象者の臨床的特徴

　2005 年の医療観察法病棟開棟時から 2015 年 10 月までの間に，センター病院医療観察法病棟に入院した対象者は 300 名であった。うち，物質使用障害が認められた対象者は 97 名（DSM-IV-TR における依存 51 名，乱用 46 名）であり，平均年齢は 45.7 歳であった。全入院対象者のうち，実に 32.3％の対象者に物質使用の問題が認められたことになるが，2009 年の報告においても，全入院対象者の 31.9％（91 名中 29 名，DSM-IV-TR における依存 14 名，乱用 15 名）に物質使用障害が併存していたことが示されている（松本・今村，2009）。このことから，医療者は，対象者の 3 割程度に物質使用の問題がある可能性を念頭に置いた上で，アセスメントと治療的介入とを進めていく必要があるといえるだろう。

　表 9-1 に，対象者 97 名のプロフィールを示す。主診断（医療観察法による処遇の根拠となった精神障害）については，統合失調症が 47 名（48.4％）と最も多く，次いで，物質関連障害が 35 名（36.1％），気分障害やその他の精神障害が 15 名（15.5％）であった。統合失調症を始めとする主たる精神障害に

表 9-1 対象者 97 例のプロフィール

		人数	百分率
性別	男性	87	89.7%
	女性	10	10.3%
主診断	統合失調症	47	48.4%
	物質関連障害	35	36.1%
	気分障害	7	7.3%
	妄想性障害	3	3.1%
	統合失調感情障害	2	2.0%
	その他	3	3.1%
対象行為	傷害	45	46.4%
	放火・放火未遂	18	18.6%
	殺人未遂	13	13.4%
	殺人	11	11.3%
	強盗・強盗未遂	5	5.2%
	強姦・強制わいせつ	3	3.1%
	傷害致死	2	2.0%
物質使用障害診断	依存	51	52.6%
	乱用	46	47.0%
主乱用物質	アルコール	65	67.0%
	覚せい剤	14	14.4%
	大麻	10	10.3%
	有機溶剤	6	6.2%
	その他	2	2.0%
		平均値	標準偏差
年齢（歳）		45.7	12.7
AUDIT 得点		14.5	8.9
DAST-20 得点（使用が認められた 56 名）		8.1	4.5

AUDIT, Alcohol Use Disorder Identification Test : DAST-20, Drug Abuse Screening Test, 20 items

併存する形で物質の問題を抱えている者が6割強であり，物質を使用する中で精神病状態を呈するようになった者が4割弱であるといえる。また，主要な乱用物質については，アルコールが65名（67.0％）と最も多く，次いで，覚せい剤（14名，14.4％），大麻（10名，10.3％）であった。主要な乱用物質がアルコールであった65名のうち，アルコール単独使用者は41名であり，残り24名は，覚せい剤などの他の薬物使用歴があるが，現在の主たる乱用物質はアルコールとなっている者であった。

　次に，入院時に対象者全員に実施しているアルコールおよび薬物問題に関するスクリーニングテストの得点を見てみると，対象者97名の AUDIT（Alcohol Use Disorder Identification Test）（Saunders et al, 1993）の平均値は 14.5 点であり，薬物使用歴のある56名の DAST-20（Drug Abuse Screening Test, 20items）（Skiner, 1982）の平均値は 8.1 点であった。AUDIT については，日本語版では，10点以上で「将来の健康被害が懸念される問題飲酒」の存在を，そして20点以上で「アルコール依存症への罹患が疑われる」水準の問題飲酒を意味するが（廣，1997；Saunders et al, 1993），当病棟の対象者は，中等度の問題を呈していると考えられる。DAST-20 の平均値については，同じくセンター病院の薬物依存症専門外来で実施されている物質使用障害治療プログラム参加者（11.3点）（小林・他，2012）や，民間リハビリ施設で実施されている物質使用障害治療プログラム参加者（14.4点，12.5点）（松本・他，2012）と比べると明らかに低い得点であった。

　これらの結果から，当院医療観察法病棟において物質使用障害の併存を認める対象者は，精神病などの誘発性障害が重篤であっても，薬物の依存・乱用といった使用障害そのものの重症度は比較的軽度であること，薬物使用経験のある者でも現在は薬物よりもアルコール問題が中心となっている対象者が多いという特徴が認められる。こうした特徴は，精神症状の重さゆえに，通常の物質使用障害治療プログラムへの参加や内容理解に困難さがあり，また，物質使用の程度が比較的軽いがゆえに，本人の問題意識が乏しい人たちである，と言い換えることもできよう。

Ⅱ　医療観察法病棟における物質使用障害治療プログラムの実際とその効果

1．プログラムの概要

　センター病院医療観察法病棟の全入院対象者は，入院時にアルコールおよび薬物問題のスクリーニングを受ける。スクリーニングに際しては，AUDIT や DAST-20 の得点だけではなく，物質使用と暴力との関係性はどうか，病状や服薬アドヒアランスとの関係性はどうかといった点を丁寧に聴き取ることを重視している。たとえば，双極性障害の対象者では，アルコール摂取によって病相が複雑化，重篤化したり，躁・うつ各病相の誘因となったりすることが少なくない。また，統合失調症の対象者の中には，幻聴や睡眠障害，不安・緊張に対する「誤った自己治療」としてアルコールや薬物を用いる者もみられる。このように，物質摂取の影響を多方面から評価し，依存症の診断基準を満たしていない場合であっても，物質摂取が精神症状や問題行動の悪化をもたらし，社会復帰を阻害すると判断されれば，治療プログラムの対象としている。

　実際のプログラムは，グループセッションと自助グループのメッセージという二つのコンポーネントから構成されている。グループセッションは，毎週1回1時間の枠で実施しており，ワークブックを読みながら，設問に答えていく形で進めていく。使用しているワークブックは，米国で広く実施されている Matrix model（Matrix Institute）に範をとった，神奈川県立精神医療センターせりがや病院（現，神奈川県立精神医療センター）の「覚せい剤依存外来治療プログラム（Serigaya Methamphetamine Relapse Pre ven tion Program ; SMARPP）」（小

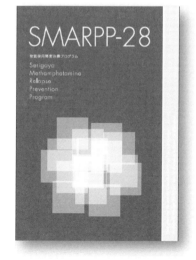

図9-1　ワークブック

林・他，2007）を改訂したものである。その内容は，アルコール・薬物の心身への弊害，依存症の特徴や回復過程，社会資源等に関する心理教育に加えて，どのようなときに物質使用の渇望が生じやすく，今後はどう対処すれば再使用を防止できるかといった対処スキルの獲得に焦点をあてたものである。自助グループについては，A.A.（Alcoholics Anonymous）メンバーおよびN.A.（Narcotics Anonymous）メンバーによる院内メッセージを，月に計3回実施している。

　対象者には，グループセッションと自助グループの両方に参加してもらい，それを入院期間中は続けてもらうことを原則としている。というのも，依存症の治療転帰に最も関係するのは治療期間の長さであると言われているからである（Emmelkamp & Vedel, 2006）。医療観察法による入院は標準で1年半という長い期間を想定していることから，この間の一時期のみプログラムを受けただけでは十分とはいえず，入院期間を通じてプログラム参加を続け，そのまま地域処遇へとつないでいくことを目指している。

　なお，医療観察法の対象者は，病状や認知機能の低下の影響もあって，落ち着いてセッションを受けることが難しかったり，理解が困難であったりする場合が少なくない。そのため，取り組みに際しては，内容を理解することよりも，自分自身のアルコールや薬物の問題について定期的に考える習慣をつけること，治療プログラムへの参加に慣れていくことを重視している。また，長い入院期間の中でプログラムに飽きてしまわないように，市販の教材を活用したり，映画やDVD等の視聴覚教材を用いたりといった工夫も行っている。

2．介入効果の検討

　筆者らは，センター病院医療観察法病棟において，物質使用障害治療プログラムの介入効果の検討を行った（今村・他，2012）。その結果，アルコール問題に関しては，問題意識が深まるとともに，治療動機が高まった可能性が示唆された。一方，薬物問題に関しては，有意な変化は認められなかった。その理由としては，対象者の薬物の問題が比較的軽度であったり，現在は薬物よりもアルコールが主たる問題となっており，問題意識が深まりにくかったことなどが考えられる。病棟の対象者の薬物問題の重症度を示す得点が，依存症専門外

来や民間リハビリ施設の参加者と比べると明らかに低かったことや，介入前の薬物依存に対する自己効力感スケールの平均得点が，アルコール依存に対するそれと比べて著しく高かったことはこのことの傍証となるだろう。

　本プログラムによる介入の成果として最も注目すべきなのは，抗酒剤服用率と自助グループ参加同意率が顕著に上昇したことである。入院中から抗酒剤の服用を習慣づけたり，退院地における自助グループにつなげていくことは，治療的に非常に意義深いことだと思われる。本研究で見られた変化は，本プログラムによる介入効果が，単に問題認識の深まりや治療動機の高まりといった内的な変化だけに限局されたものではなく，アルコール・薬物をやめるための具体的な行動変容にも及んでいる可能性を示唆するものであるといえるだろう。

Ⅲ　事例紹介

　ここで，事例を一つ紹介したい。なお，個人が特定されないように，事例には変更を加えている。

　対象者Ａは40代男性，病名は，統合失調症と物質使用障害である。Ａは裕福な家庭に育ち，幼少期はスポーツ好きの活発な少年であった。中学生ごろから万引き等の問題行動が見られるようになり，高校にあがってから遊び仲間の先輩を通じて大麻を吸い始めた。その一方で，スポーツでは活躍することができ，高校卒業後は企業とプロ契約を結び，アルバイトをしたり親の援助を受けたりしながら，海外での試合に出るなどしていた。

　しかし，徐々に幻聴や妄想などの病的体験が出始め，対人トラブルも生じたほか，試合成績も芳しくなく，30歳過ぎに大麻の使用が発覚したことをきっかけとして，企業との契約が打ち切られてしまった。以後も，大麻をやめることはなく，時々アルバイトをしたり，親や知人にお金を無心したりしながら生活していたが，次第に病状が悪化し，妄想対象に暴力を振るって医療観察法の通院処遇となった。通院医療機関では，本人が大麻の使用を過少申告していたことと，大麻を使っていないときも病的体験が持続していたことから，統合失調症としての治療を主体とした介入プランが立てられた。その後間もなくＡはデイケアに通わなくなり，大麻を乱用するようになり，再び妄想対象を脅し

て医療観察法の入院処遇となった。

　入院時の A は，整容が整わず，動作も反応も緩慢であり，スポーツ選手として活躍していたとはおよそ想像できないような状態であった。治療に関しては，「自分は病気ではない」「(妄想対象に)はめられて入院になってしまった」「服薬は必要ない」と拒否的であり，大麻に関しては「海外ではみんなやっている。大麻はいいものだ」と主張するばかりで問題意識は希薄であった。薬物療法を試みても病状の改善を認めず，物質使用障害の治療プログラムや AA・NA のメッセージに参加しても，集中困難でその場に座っているのが精いっぱいの状態であり，内容の理解は進まなかった。その後も薬物調整を試みたほか，作業療法や心理療法などのさまざまな心理社会的介入を導入したが，病状や病識はあまり改善せず，認知機能や生活レベルも低下したままであった。

　退院調整も難航し，当初は依存症の治療を行っている医療機関のデイケアを利用することを検討していたが，重い症状を抱えながら頻回に通院することには困難が予想されたために見直しが必要となった。次に，通常の精神科医療機関に通院しながら，依存症を対象とした作業所に通所するプランを検討したが，体験利用を重ねた結果，病状の影響もあって周囲と作業スピードが合わないことを理由に，受け入れ困難と判定された。その次にはアルコール依存症を受け入れている作業所の体験利用を重ねたが，薬物依存に対する施設スタッフの懸念に加え，本人の服薬アドヒアランスの悪さや病識の乏しさが問題視されてやはり利用の許可が下りず，再度プランの練り直しが必要となった。このように，なかなか退院調整が進まない中で，A も先の見えなさにいら立ちを強めて問題行動を呈したり，被害的な幻聴や妄想が悪化して，ますます退院が遠のくという悪循環が繰り返された。

　しかしながら，薬物調整を続け，病的体験に対する適応的な対処スキルの習得をサポートしたり，物質使用障害も含めて疾病教育を継続したりする中で，3 年以上経過したころから A の様子に変化が見られるようになった。病気であることを認めて前向きに治療に取り組むようになったのである。その結果，症状への対処スキルが向上し，生活場面においても適応的かつ主体的な行動が増えて，持ち前の社交性や明るさなど本人の良さが発揮され，地域支援者とも良好な関係を築くことができるようになった。最終的には，一般の精神科医療

機関のデイケアを利用しながら，作業所や就労へのステップアップをめざし，薬物の問題については，病状悪化の注意サインの一つとして本人のクライシスプランに組み込んで多職種スタッフが個別にフォローしていくという体制をとることになり，当院を退院となった。

Ⅳ　医療観察法における物質使用障害治療の課題

　医療観察法において物質使用障害の治療を行うにあたって，その特殊な状況ゆえに，苦慮することも少なくない。本人側の要因としては，重篤な精神症状を抱えた者が多く，安定したプログラム参加が困難なことが挙げられる。幻聴や妄想に影響されて，その場に座っているのが難しかったり，テキストの質問に対する回答が妄想の話になってしまったりする場面はまま見られることである。環境的な要因としては，再使用や再発を治療プロセスとして許容することが困難な点がある。通常の依存症の治療においては，治療経過の中で再使用に至ることは当然のこととみなされ失敗を治療的に扱いながら回復を目指していく。しかしながら，医療観察による入院処遇中は，長期間に物質を使えない環境に置かれており，失敗を糧に問題意識を深めていく機会を持ちにくい。さらにいえば，法的な観察下にあるがゆえに，何らかの形で再使用に至った場合に，必ずしも医療的な対応を優先できるとは限らないという現実がある。

　入院処遇から通院処遇への移行についても課題が多い。物質使用障害に忌避的な医療関係者はまだ多く，対応可能な指定通院医療機関も十分に整っていない。先に述べたように，物質使用障害の転帰は，プログラム提供期間の長さに最も影響される。したがって，入院中にどれだけ治療的介入を行ったとしても，退院後にその介入が維持されなくては意味がないのである。指定通院医療機関におけるプログラム整備は喫緊の問題といえよう。また，医療観察法の対象者は，物質使用の問題の他に重篤な精神障害を抱えていることが多く，頻回のデイケアや自助グループを中心とした従来の依存症治療の枠組みにはなじまないケースが少なくない。統合失調症などの精神障害者向けの治療資源も活用しながら，本人の特性に合わせて柔軟に治療メニューを組んでいく必要がある。

　苦慮することがある一方で，医療観察法ならではの強みもある。司法の見守

りのもと，多職種スタッフがチームを組んでさまざまな心理社会的な介入を行い，家族や地域関係者と頻繁に協議を重ね，年単位でじっくりと密度の濃い治療を行うことができること，そして，退院後の医療の継続が担保されていることは，その最たる例だろう。事例にもあるように，いわゆる難治例の対象者が，数年の治療を経て，大きく変化することは決して珍しいことではない。アルコールや薬物の問題に加えて，重篤な精神障害を抱え，さらには重大な他害行為にまで至ってしまった人たちも，手厚い医療を長期にわたって受けることで，社会の中でよりよい生活を送れるようになる可能性を秘めているのである。

おわりに

医療観察法の制度が始まって，10 年以上の年月が経過した。この間，スタッフの認識も大きく変わり，当初，この法律の対象ではないだろうとみなされていたアルコール・薬物の問題は，司法精神医療にかかわる者にとって，「当たり前」の問題となってきている。筆者は，精神疾患と物質使用と触法行為という三つの困難を抱え，一般の精神科医療の枠組みからも，依存症治療の枠組みからも，そして司法の枠組みからもはみ出てしまった「やっかいな人たち」は，実は，援助者にとって，かかわりがいのある，変化への可能性を多分に持った人たちであるように思う。薬物療法だけではどうにもならない問題を抱えた彼らのその可能性を広げていく上では，コメディカルによる心理社会的介入は欠かすことができない。医療観察法の中で培われた知見が，重複した問題を抱えた人々への支援に活かされること，そして，より多くのコメディカルが依存症の治療に関わる契機となることを願ってやまない。

文　献

Emmelkamp PMG & Vedel E（2006）Research basis of treatment. In "Evidence-Based Treatment for Alcohol and Drug Abuse : A practitioner's guide to theory, methods, and practice（Emmelkamp PMG & Vedel E). pp85-118, New York, Routledge.

廣尚典（1997）GAGE，AUDIT による問題飲酒の早期発見．日本臨床 172 ; 589-593.

Hodgins S（1992）Mental disorder, intellectual deficiency, and crime. Evidence from a birth cohort. Arch Gen Psychiatry 49 ; 476-483.

今村扶美・松本俊彦・小林桜児，他（2012）心神喪失者等医療観察法における物質使用障害治療プログラムの開発と効果．精神医学 54（9）；921-930.

小林桜児・松本俊彦・今村扶美，他（2012）専門外来における認知行動療法プログラムの開発と効果に関する研究．平成23年度厚生労働科学研究費補助金障害者対策総合研究事業（精神障害分野）．薬物依存症に対する認知行動療法プログラムの開発と効果に関する研究．（研究代表者：松本俊彦）総括・分担研究報告書，pp11-19.

小林桜児・松本俊彦・大槻正樹，他（2007）覚せい剤依存者に対する外来再発予防プログラムの開発—Serigaya Methamphetamine Relapse Pre-vention Program（SMARPP）．日本アルコール・薬物医学会誌 42；507-521.

Matrix Institute : http://www.matrixinstitute.org/index.html

松本俊彦・今村扶美（2009）物質依存を併存する触法精神障害者の治療の現状と課題．精神科治療学 24；1061-1067.

松本俊彦・近藤あゆみ・高橋郁絵，他（2012）民間回復施設における認知行動療法治療プログラムの開発と効果に関する研究（1）．平成23年度厚生労働科学研究費補助金障害者対策総合研究事業（精神障害分野）．薬物依存症に対する認知行動療法プログラムの開発と効果に関する研究．（研究代表者：松本俊彦）総括・分担研究報告書，pp71-80.

Saunders JB, Aasland OG, Babor TF et al（1993）Development of the alcohol use disorders identification test（AUDIT）: WHO collaborative project on early detection of persons with harmful alcohol consumption-II. Addiction 88；791-804.

Skiner HA（1982）The drug abuse screening test. Addict Behav 7；363-371.

Soyka M（2000）Substance misuse, psychiatric disorder and violent and disturbed behaviour. Br J Psychiatry 176；345-350.

Swanson JW, Borum R, Swartz MS et al（1996）Psychotic symptoms and disorder and the risk of violent behaviour in the community. Criminal Behaviour and Mental Health 6；309-329.

Wallace C, Mullen P, Burgess P et al（1998）Serious criminal offending and mental disorder. Case linkage study. Br J Psychiatry 172；477-484.

第10章

物質をやめた後の
情緒的つながりの回復のために

●治療共同体エンカウンター・グループ　　　　引土絵未

はじめに

　第1章で成瀬（2016）が指摘したように，物質使用障害に対する専門治療機関が乏しい状況にあって，その役割を一手に担ってきたのが薬物依存症当事者による社会復帰施設ダルク（DARC : Drug Addiction Rehabilitation Center）である。1985年の設立以来，現在では関連施設含め八十余施設が展開されているダルクのプログラムは各施設の独自性に委ねられているが，その共有する根幹はセルフヘルプグループであるNA（Narcotics Anonymous）に依拠しており，依存症から回復した回復者スタッフが運営するセルフヘルプコミュニティである。ダルクの成果についてはこれまでも挙げられているが，ダルク利用者の追っかけ調査の結果によれば，1年半後の利用者（確認の取れた退所者含む）の完全断薬率は約7割（嶋根・他，2018）とされており，非常に高い数値が示されている。しかし一方で，当事者コミュニティゆえの困難も指摘されており，ダルク終了後の社会復帰する場の不足やスタッフの確保，利用者の精神病症状への対応などの課題が挙げられている（嶋根・他，2006；特定非営利活動法人東京ダルク，2010）。

　従来のダルクで行われるプログラムは，NAなどの12ステップグループが実施する「言いっぱなし，聞きっぱなし」と言われる手法が用いられることが主流である。この手法によって，（回復者スタッフを含め）依存症当事者のみ

で行われるミーティングにおいて，率直な語りと安全性を担保している。一方，本章のテーマである治療共同体エンカウンター・グループ（以下 TC エンカウンター・グループ）では，当事者同士の言語的・情緒的なやり取りであるメンバーシップフィードバックを中核とし，個人と共同体の変化を促すことを目的としている。このように，従来のダルクのプログラムとは異なる性質を持つ TC エンカウンター・グループが，にわかに広がりをみせている。その背景には，ダルクの抱える課題や困難に対して当事者の経験的知識に依拠する伝統的な手法だけではなく，新たな選択肢を提供しようとする動きがある。ワークブックを用いた集団薬物再乱用防止プログラム SMARPP（Serigaya Methamphetamine Relapse Prevention Program）などの認知行動療法（小林・他，2007；松本，2012）や SST やアサーティブトレーニングなどのコミュニケーション訓練などの導入を通して，断薬に必要な基礎的な知識の共有や，対人関係スキルの改善などが試みられている。これらの新たな動向の一つとして，治療共同体モデルとしての TC エンカウンター・グループの導入が試みられている。

I　治療共同体モデルとは

1．治療共同体の定義

　TC エンカウンター・グループは，治療共同体モデルにおける象徴的なグループワークの一つであるが，ここで治療共同体モデルについて整理することとする。

　治療共同体モデルは，多様な形式で世界各国において展開されているが，その共通点は伝統的な手法に対するオルタナティブであり，セフルヘルプ機能を根幹とすることが挙げられる（Kennard, 1998）。アディクションからの回復を目的とした治療共同体の源流はシナノンという共同体であるとされ，その遺産と教訓（White, 1998）をふまえ，シナノンの卒業生たちによる治療共同体プログラムが全米に拡大し，その効果とともに世界各国で展開され，代表的な長期的入所プログラムとして位置づけられることとなった（NIDA, 2015）。

　治療共同体アプローチとして，単に薬物をやめるだけでなく個人とライフスタイルの変化に焦点をあてること，参加者が自身の行動をより社会的に理解し，正直さ，責任，勤勉，学ぶ意欲に基づく「正しい生活」（DeLeon, 2000）に取

り組むこと，社会的学習とセルフヘルプに重点をおき，参加者は仲間の回復の
責任の一部を引き受け，回復とともに共同体でのリーダーシップとスタッフ役
割を引き受けるようになることなどが挙げられる（NIDA, 2015）。

　アメリカの治療共同体研究の第一人者である De Leon はその特徴を「手法
としての共同体」（De Leon, 1995）であるとし，「自分自身を知るためにピ
アコミュニティを使うように個人に働きかける，独自のセルフヘルプ」（De
Leon, 2000）機能の重要性を挙げている。つまり，治療共同体モデルとは，セ
ルフヘルプ機能を引き出す仕掛けであり，その根底をなす理念であるといえる。
また，近年では，長期的入所型モデルとしての治療共同体に対するニーズの多
様化に伴い，女性・青少年・精神障害などの重複障害を持つ人・司法システム
などへその範囲が拡大されている。

2.　日本国内における治療共同体の位置

　このような治療共同体について日本国内に視点を移すと，二十余年前から欧
米の治療共同体実践が紹介され始め，ダルクとの親和性と差異について議論が
なされてきた（永野，2000；近藤，2001；森田・他，2003；宮永，2008）。多
様な議論を含みながらも，専門治療機関の乏しい物質使用障害に対する新た
な方策としての期待が高まる（小沼，1998；和田，2003；加藤，2008；宮永，
2008；成瀬，2009）一方で，宮永（2008）が「日本には，厳密には，治療共同
体をそのフォーマットに従って運営する団体は未だ存在せず，鍵となる TC（治
療共同体）の概念さえもほとんど共有されてこなかった」と指摘するように，
二十余年前から大きな進展は見られない状況であった。

　2010 年前後より，実践レベルで治療共同体モデルが散見されるようになる
が，その最初の取り組みとしては，治療共同体独自の構造である段階制（階層
制）（栗坪，2010）が，いくつかのダルクに展開された。段階制（階層制）とは，
入所期間を段階的に区分し，その段階ごとに責任と権限が設定された構造であ
る。治療共同体では，共同生活運営上必要となる多様な仕事（食事・メンテナ
ンス・清掃・土地整備・事務所番・巡回等）が入所者全員で分担される。これ
らの仕事分担が段階的に設定されており，断薬に伴う多様な回復が進展するに
従い，仕事における責任（新規入所者・リーダー・マネージャー・コーディネー

ター・スタッフ見習い等）が増加していく構造が治療共同体独自の枠組みとなっている。このような構造を小さな社会として位置づけ，個人的成長と社会化を促す仕組みとして活用されている。また，責任が増加すると同時に，権限（所持金学・所持物・行動範囲）を獲得することができ，これらの責任と権限が報酬として位置づけられる。一方で，問題行動（薬物再使用・暴言暴力等）に対してこれらの責任と権限の段階が減少することを制裁とされ，これらの報酬と制裁は，共同体生活の安全と統合，また，個々のニーズに応じるシステムとして活用される（De Leon, 2000）。

　このような段階制は，従来のダルクで実践されていた，「新しい仲間が一番」「お世話をすることが自分の回復」というセルフヘルプの基本的理念を可視化・体系化するものであり，また，段階的構造は日本的「タテ社会の人間関係」（中根，1967）との親和性が高い部分もあることから，比較的多くの施設で導入されることとなった。しかしながら，治療共同体モデルという意味においては，共同体独自の理念がないままに構造のみを導入すると，段階的構造は容易に権威構造へ変容し，また，単なる枠組みとして形骸化する危険性を孕んでいることに注意が必要となる（もっとも，大部分のダルクでは，治療共同体モデルを導入するというよりも，従来のダルクプログラムを可視化する仕組みとして導入されているのが現状である）。

　特に，「手法としての共同体」として機能することを重視した場合，治療共同体モデルにおいて最も象徴的であるとされる TC エンカウンター・グループは，その効果を発揮する有効な手法の一つとなる。

II　TC エンカウンター・グループとは

1. TC エンカウンター・グループの位置

　エンカウンター・グループは人間性開発運動（human potential movement）として広くメンタルヘルス領域で発展してきた。Rogers（1970）はその著書の中で，治療共同体の原型であるシナノンの実践について，多様なエンカウンター・グループと同様に「シナノン・グループ」を位置づけた上で，シナノンのその直情的な手法に批判的な立場を示しており，治療共同体のエンカウン

表 10-1　「言いっぱなし，聞きっぱなし」とエンカウンター・グループの違い
（近藤，2011）

	言いっぱなし 聞きっぱなし	エンカウンター
目的	・自分とのコミュニケーション（自分とのつながり）	・他人とのコミュニケーションの中で（周囲とのつながりの中で）自分とつながる
方法	・自問自答：自分のペースで探っていく ・自分のストーリーを作る ＊自助の形⇒受容	・他問自答：他の人に質問してもらい，自分で答えを探す（他の人は答えを出さない） ・問題などを絞り込む・解決を探す ＊自助の形⇒質問とフィードバック（やわらかなグループの圧力）
得るもの	・自己表現 ・テーマに沿って話す ・人の話を聞く ＊間接的なセルフエスティームの向上	・対人コミュニケーション ・相手に合わせて話す ・相手を尊重しながら自己表現する ・人の話を受け入れる ＊直接的なセルフエスティームの向上

ター・グループは心理学領域で展開されるエンカウンター・グループとは独立しセルフヘルプ・グループプロセスを発展させたものとして位置づけられる（De Leon, 2000）。しかし，近年ではシナノンで行われていたような攻撃的なグループは主流ではなく，また，既述のように社会的要請に応じて多様な変容を遂げていることからも，その共通点は多く存在すると思われる。本章では，とりわけアディクション領域におけるシナノン・グループを源流とするグループについて，TC エンカウンター・グループとして論を進める。

　TC エンカウンター・グループは，治療共同体の源流であるシナノンで行われていた，シナノンゲームと言われる，独自のグループがその原型であるとされる。その手法は「個人やグループの問題の状況や感情における真実を求めることを目的にしており，これまで気づくことのなかった自身の問題に目を向けることができる」一方で，多くの専門家から，「人の言動を破壊するアプローチである」とその攻撃性について批判も受けていたとされる（Yablonsky, 1965）。このような流れをくみ，第二世代として展開された TC エンカウンター・

グループについては，直面的なアプローチを重視しながらも，共感的な分かち合いや支持的な相互作用が直面的な手法の効果を担保する重要な要素であるとされている（De Leon 2000）。また，修正版治療共同体では，「より肯定的で支持的な新しい手法」が導入されており，伝統的なエンカウンター・グループは，「直面化する人がメッセージを送ることが重視されているのに対し，近年のTCエンカウンター・グループでは，直面化される人がメッセージを返すことが重視されている」（Broekaert et al, 2004）とされ，多様性に応答すべくその手法についても変化を遂げている。

　TCエンカウンター・グループの目的は，多様に設定可能であり，個人（および共同体）の行動面・感情面・社会的側面・霊的側面における課題などを通して，メンバー間のフィードバックを基盤に多様な視点からの気づきを促すと同時に，グループに共通する課題を解決することを目的としている。表10-1では，「言いっぱなし，聞きっぱなし」とTCエンカウンター・グループの違いが整理されているが，その特徴は自助の形式であるとされる。「言いっぱなし，聞きっぱなし」では受容が相互支援の基盤となるのに対し，TCエンカウンター・グループでは，質問やフィードバックを通したやわらかなグループの圧力が相互支援の基盤となるとされる。

2. TCエンカウンター・グループの実際

　TCエンカウンター・グループのプロセスには伝統的に直面化，対話，終結の三つの段階があるとされるが（De Leon, 2000），日本での導入にあたり，直面的なアプローチから支持的なアプローチへと修正した。以下にその詳細を述べる。

1）導入

　ウォーミングアップ後グループの話題提供者を決定するが，幾つかの方法が用いられる。最も伝統的な手法に近いのは，自主的にTCエンカウンター・グループでトピックスを挙げたい人を募る方法である。例として，「ある人の言動に囚われてしまった」「これまで頑張ってきたから退所して働きたい」など現状とそれに伴う感情などを共有する。

　しかし，小規模の施設ではメンバーが固定化するなかで話題も固定化し，自主的にトピックスが挙がらないことも少なくない。そのために，グループ参加者から，ウォーミングアップで聞いた内容の中から「もっと詳しく聞いてみたいトピックス」を提案したり，参加者に聞いてみたいテーマを設定し話題提供者を決定する方法も用いられている。例として，「さっき『最近いらいらする』と話していたけど，もう少し話して欲しい」と提案し，同意が得られると，話題提供者が現状とそれに伴う感情などを共有したり，「気分が落ち込んだ時にはどうやって対処しているのか教えて欲しい」などテーマを設定する。

2）対話

　挙げられたトピックスやテーマ（行動面・感情面・社会的側面・霊的側面の課題）について，理解を深め，問題を焦点付け，また，多様な視点をもたらすことを目的に，参加者全員で「相手に気づきを与える質問」をする。この質問の時点で最も懸念される点が，話題提供者に対して攻撃的・批判的な発言が集中的に投げかけられることである。そのため，安全に質問するための行動指針として，「TC エンカウンター・グループガイド」（表 10-2）や「質問カード」（表 10-3）を作成し，グループ全体で共有する。グループ初参加者にはグループの冒頭に簡単な説明を実施するが，基本的には治療共同体の基礎理論である社会的学習理論に則り，参加し，観察し，経験することで学ぶことを重視する（Wexler, 1995）。

　例として，「その人に囚われるとどんな気持ちが出てきますか？」「そうでなかったときはありますか？」「退所したいと思うようになったのはいつからですか？」「退所したいと思わないときに力になっていたものは何だと思いますか？」など相手に気づきを与える質問を投げかけ，話題提供者がそれに一つずつ応答する。

3）終結

　トピックスについて多様な視点が提示され，話題提供者がトピックスについての新たな理解を得た時点でフィードバックの段階に移る。ここで重要な点は，発言力の強い参加者やスタッフによってグループがコントロールされることな

表 10-2　TC エンカウンター・グループガイド

このグループは言いっぱなし，
聞きっぱなしではありません。
まずは，発言している人が伝えたいことに耳を傾け
感情に共感しましょう。
そして，その人が語ったことを，よりはっきりと
鏡に映し出すように，問いかけましょう。

問いかけるとき大切なことは，
裁かないこと
意見を押し付けないこと
結果や結論を求めないこと。

グループに参加する一人一人が
相手に気づきを与え
成長を促すことができる教え手であり，
そして，気づき，成長する学び手なのです。

(筆者作成)

表 10-3　質問カード

(状況を明確にしてみんなで共有する)
(感情を想起させる)
(行動を想起させる)
(それが自分に与えている影響・結果を想起させる)
(希望を想起させる)
(力を想起させる)

・それはいつのことですか？
・何があって，それが問題だと思いましたか？
・それが最近起きたのはいつですか？
・どんな感情がありましたか？
・それは自分にどんな影響を与えますか？
・いつからそう感じていましたか？
・そうでなかった経験はありますか？
・そうだったときと，そうでなかったときの違いは何かありますか？
・そうでなかったとき，力になっていたものは何だと思いますか？
・そのことが，自分の不利益になったことはありますか？
・このまま続けていると，どんなことが起こると思いますか？
・何があったら，それができる（役に立つ）と思いますか？

く，グループの中で落としどころが導き出されることである。主導権を持たないフィードバックの方法として，近藤（2011）は以下のようにまとめている。

　　相手を映し出す鏡の役割をする。相手のことを五感で感じ，自分にはどのように見えたか，どのように感じられたかを伝える。提案のみのフィードバックは，基本的にしない。「こうした方がいい」と思うことがある場合は，自分に置き換えて伝えたり，「自分はこう感じた」という形で，自分を主語にして伝える。

　次に重要な点は，グループの最終目標は，「物事の解決ではなく，感情の解決にある」ということである。物事の解決を目指すと，「退所しない方がいい」と説得しなければいけなくなる。しかし，感情の解決であれば，「なぜ退所したいと感じているのか」その背景にある気持ちに焦点をあて，話題提供者が気づいていない気持ちを表現することを助けることができる。

　最後に，話題提供者が，フィードバックを受けての感想と自分自身にできる提案を提示する。グループ終結後は，アファメーション（肯定的な宣言）として，グループを通して感謝したこと，素晴らしいと感じたこと等について，参加者同士で伝え合う時間を設け，グループへの積極的な参加を勇気づける。

3. TC エンカウンター・グループの効果と課題

　いくつかのダルクにおいて TC エンカウンター・グループの導入を試みてきたが，従来の 12 ステップミーティングに慣れ親しんだメンバーから，その葛藤と同時に新鮮さと新たな発見の声を聞いてきた。話題提供者が自身の課題に向き合い，新たな視点に気づき，成長していく過程において，必ずその話題提供者の心を動かす「仲間の一言」が存在する。「グループ・プロセスを理解する技術や能力は，治療共同体での入所者やスタッフとしてのファーストハンド（当事者）経験からの直感的（intuitively）なものである」（Perfas, 2003）とされており，この直感力に基づく「仲間の一言」が硬直した状況を動かしていくのである。それが，入所間もない利用者にも，何年も回復を積み重ねた回復者スタッフにも同様に訪れる。このような変容こそが，TC エンカウンター・グ

ループの，そして，治療共同体モデルの意義であり，TC エンカウンター・グルー
プが当事者コミュニティにおいて有効な手法の一つとなりうると考える所以で
ある。このような変化を実際に体験した人たちによって，TC エンカウンター・
グループが少しずつ各地のダルクへと広がりをみせているのである。

　このような TC エンカウンター・グループの効果として，異なる側面から補
足しておくこととする。筆者らは川崎ダルク（2013 年より），八王子ダルク（2014
年より），藤岡ダルク（2015 年より）において TC エンカウンター・グループ
を導入し，効果検証を実施した。

　調査について同意を得た 34 名についてアンケート調査（調査項目は，性別，
年齢，利用期間，精神科通院歴の有無，主たる使用薬物，最終教育歴と自己実
現尺度 SEAS2000）を実施した結果，自己実現尺度総得点において有意に得点
が上昇しており，TC エンカウンター・グループが自己肯定感を高める一定の
効果があることが示唆された。一方で，1 年後では有意差が認められず，長期
的には効果が維持されていないことが推察された。

　欧米で実施される治療共同体モデルでは長期的な利用であるほど終了後の断
薬率などの効果が高まるとされる一方で，TC エンカウンター・グループの効
果は中期的であると言える。これらの要因として，実施頻度，1 年後という時
期の影響，マンネリ化が考えられる。

　まず，多くの施設では週 1 回少ない場合は月に 1 ～ 2 回の実施となっており，
本来的な治療共同体モデルと比較すると，非常に部分的であることは否めない。
実施頻度が低いことで，その効果も中期的になっていることが考えられる。

　次に，1 年後という調査時点は，一般的には就労支援プログラムへの移行期
間に該当しており，TC エンカウンター・グループへの参加頻度や関心が低下
し，また，社会再入により自己肯定感に変化が生じることが影響を与えている
ことが考えられる。

　最後に，小規模の施設では利用者が固定化する中で，話題提供者の話題が想
定可能となり，メンバーシップ・フィードバックによる気づきのプロセスが低
下していくことが考えられる。これらへの対処法として，複数のダルクでの交
流グループの実施や，話題提供者の決定が困難な際にグループを展開するツー
ルとしてのワークブック（治療共同体研究会，2017）を開発し，現在普及に努

めている。

　また，TCエンカウンター・グループの効果に影響をもたらす要素は入所者だけでなくスタッフにもあり，「グループ・ダイナミクスの効果を提供するための治療的環境と介入のデザインを作る直感力は，成功する治療共同体のスタッフにとって必要な技術である」(Perfas, 2003)とされる。このようなスタッフのファシリテーション力は，「理性的権威」(De Leon, 2000) に依拠しているとされている。理性的権威とは，一貫性と正直さをもつロールモデルとして，共同体を導く最終的な権限を有する存在として位置づけられる。また，このロールモデルであるという点においては，依存症当事者としての経験の有無を問わず，共同体の価値を体現する存在としてのロールモデルであることが重要とされている。このような独自の援助観を理解し，体現することがTCエンカウンター・グループ実施上の重要な要素となる。

　これらの課題をふまえ，TCエンカウンター・グループの導入においては，他施設の既存のTCエンカウンター・グループにスタッフが参加し，独自の理念や手法を理解した一定数のスタッフがロールモデルとして機能することを基本条件として展開している。また，定期的に治療共同体研究会やスタッフエンカウンター・グループを開催し，スタッフのファシリテーション力の維持・向上に努めると同時に，援助者のセルフケアの場となることを目指している。ダルクスタッフを中心として数名から始まった治療共同体研究会は，現在では20〜30名の参加者の半数は援助職となっており，TCエンカウンター・グループの今後の広がりが期待される。

おわりに

　最後に，本章に与えられたテーマである「物質をやめた後の情緒的つながりの回復のために」という点に応答することで結びとしたい。

　薬物事犯の再犯率の高さが指摘されて久しく，ようやく厳罰主義からその回復への転換がなされてきた。その中で，薬をやめ続けることの重要性とその困難に光があてられるようになってきた。依存症当事者たちは，薬をやめた後に，多くの困難（対人関係・経済的問題・就労等，それらに伴う依存症的な行動・

思考・感情）にしらふで対峙することとなる。これらの困難に向き合うとき，同じ依存症から回復している仲間の実体験に基づく率直かつ真摯な，手厳しくも愛情あふれる言葉は大きな指標となる。しかし，このような人とのつながりを通した回復を手にするまでには多くの葛藤が含まれる。ほとんどの依存症者は最初の数カ月は不信感だけを抱えて過ごしていることが多いだろう。依存症からの回復は，身体，脳，心，そして人間関係の回復がもたらされるとされるように，人とのつながりを回復するには多くの時間を要するのである。TCエンカウンター・グループはこのような多様な葛藤を含む人とのつながりを通した回復のための仕掛けであり仕組みでもある。仲間の中でこれらの困難に向き合うことを通して，情緒的つながりがもたらされ，以前よりも生き方が少しずつ楽になっていくことに気づかされる。依存症からの回復とは，生き方そのものの回復であると言える。このような生き方そのものの回復において，TCエンカウンター・グループがその一端を担うことができればと願う。

文　献

Broekaert E, Vandevelde S, Schuyten G et al（2004）Evaluation of encounter group methods in therapeutic communities for substance abusers. Addictive Behaviors 29；231-244.

De Leon G（1995）Therapeutic community for addiction：A theoretical framework. International Journal of the Addiction 30（12）；1603-1645.

De Leon G（2000）The Therapeutic Community：Theory, model, and method. Springer.

引土絵未・岡崎重人・加藤隆，他（2018）治療共同体エンカウンター・グループの効果とその要因について．日本アルコール・薬物医学会雑誌 53（2）；83-94.

Jones M（1968）Beyond the Therapeutic Community. Yale University Press.（鈴木純一訳（1976）治療共同体を超えて社会精神医学の臨床．岩崎学術出版社）

加藤武士（2008）薬物依存者の回復への取り組み―ダルクの実践．日本精神病院協会雑誌 27（3）；49-53.

Kennard D（1998）An Introduction to Therapeutic Communities. Jessica Kingsley.

小林桜児・松本俊彦・大槻正樹，他（2007）覚せい剤依存症患者に対する外来再発予防プログラムの開発―Serigaya Methamphetamine Rerapse Prevention Program（SMARPP）．日本アルコール・薬物医学会雑誌 42；507-521.

小沼杏坪（1998）薬物依存症の治療・処遇体制．日本アルコール・薬物医学会雑誌 33（5）；603-612.

近藤千春（2001）ダルクと治療共同体．飯田女子短期大学紀要 18；77-86.

近藤京子（2011）生きる力開発プログラム．季刊 Be! 104；68-72.

栗坪千明（2010）構造化された入寮生活による栃木ダルク 5 段階方式の展開．日本アルコール・薬物医学会雑誌 45（4）；49-56.

松本俊彦（2012）薬物依存症に対する新たな治療プログラム「SMARPP」司法・医療・地域における継続した支援体制の構築を目指して．精神医学 54（11）；1103-1110.

宮永耕（2008）薬物依存症者処遇におけるサービスプロバイダとしての治療共同体について．龍谷大学矯正・保護研究センター研究年報 5；19-39.

森田展彰・根本透・和田清（2003）サンフランシスコにおける薬物依存症者に対する治療共同体の研究（Ⅰ）—プログラムの概観および日本の医療・自助グループとの相違について．日本アルコール・薬物医学会雑誌 38（5）；440-453.

森田展彰・嶋根卓也・末次幸子，他（2006）日本において薬物依存症者の自助施設はどのように機能しているか？—全国ダルク調査から．日本アルコール・薬物医学会雑誌 41（4）；343-357.

中根千枝（1967）タテ社会の人間関係．講談社現代新書．

永野潔（2000）薬物乱用・依存治療と治療共同体・自助グループ．家族機能研究所紀要（4）；106-113.

成瀬暢也（2009）薬物依存症患者をアルコール病棟で治療するために必要なこと．日本アルコール・薬物医学会雑誌 44（2）；63-77.

成瀬暢也（2016）物質使用障害とどう向き合ったらよいのか—治療総論．精神療法 42（1）；95-106.

NIDA（2015）Therapeutic Communities. NIDA Research Report Series 15-4877.（https://www.drugabuse.gov/publications/research-reports/therapeutic-communities/what-are-therapeutic-communities）［2019 年 10 月 25 日取得］

Perfas F（2003）The Therapeutic Community a Practice Guide. iUniverse.

嶋根卓也・森田展彰・末次幸子，他（2006）薬物依存症者による自助グループのニーズは満たされているか—全国ダルク調査から．日本アルコール・薬物医学会雑誌 41（2）；100-107.

嶋根卓也・近藤あゆみ・米澤雅子，他（2018）民間支援団体利用者のコホート調査と支援の課題に関する研究．厚生労働科学研究費補助金 障害者政策総合研究事業（精神障害分野）刑の一部執行猶予下における薬物依存者の地域支援に関する政策研究，平成 29 年度総括・分担研究報告書．pp.107-108.

Rogers C（1970）Carl Rogers on Encounter Group. Harper & Row.（畠瀬稔・畠瀬直子訳（1982）エンカウンター・グループ—人間信頼の原点を求めて．創元社）

坂中正義（2003）改訂版自己実現スケール（SEAS2000）作成の試み．福岡教育大学紀要 52（4）；181-188.

治療共同体研究会（2017）依存者のためのエンパワメント・プログラムファシリテーションガイド．

特定非営利活動法人東京ダルク（2010）平成 21 年度社会福祉推進費補助金事業実施報告書依存症回復途上者の社会復帰に向けての就労・就学支援事業．

和田清（2003）薬物乱用・依存の現状と鍵概念．こころの科学 111；11-21.

Wexler H（1995）The success of therapeutic communities for substance abusers in American prisons. Journal of Psychoactive Drugs 27（1）；57-66.

White W（1998）Slaying the Dragon The History of Addiction treatment and Recovery in America. A Chestnut Health Systems Publication.（鈴木美保子・山本幸枝・麻生克郎，他（2007）米国アディクション列伝——アメリカにおけるアディクション治療と回復の歴史．ジャパンマック）

Yablonsky L（1965）Synanon : The tunnel back. Penguin Books.

第11章

家族支援のための個人療法

● CRAFT

吉田精次

I　依存症治療における家族援助の重要性

1. 依存症当事者と家族が陥りやすい関係

　依存症は家族を深く巻き込んでいく。この問題に対して家族は何とかしたいと願い，当事者に対してさまざまな働きかけをするが，効果的な対応法を学ばなければ期待したこととは逆の影響が起きてしまう。当事者と家族が陥りやすい関係について，図 11-1 に示した。

　物質使用障害によるさまざまな問題が起き始めると，当事者や家族の生活全般に大きな影響を及ぼし始める。家族が当事者に対して，問題の原因になっている薬物使用を止めてほしいと願うのは当然のことである。使用障害を止めてもらうために努力を重ねるが，ほとんどの場合，家族の用いる方法は小言，泣き言，懇願，怒り，脅しなどに傾いていく。この問題に効果的に対応する方法を知らない限り，必ずこの落とし穴に陥ってしまうと言ってよい。それは「全く効果のない行動を繰り返してしまう」という落とし穴である。当事者に使用させないための行動（監視，行動の制限など）が始まるようになると，家族と当事者のコントロール合戦が始まり，その関係は一方的で，対話の成立しがたい，極めて硬直したものになっていく。家族の行動は物質使用のコントロール，当事者への世話焼きと後始末，今後の不安と心配に襲われて先読みばかりしていく，というパターン化されたものになっていく。

184

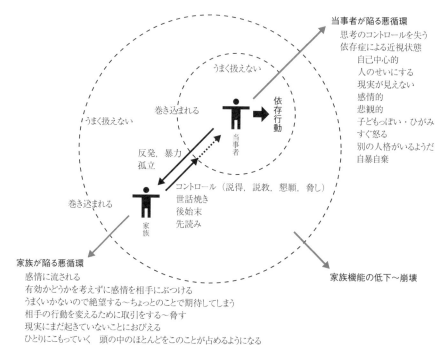

図 11-1 物質使用障害者と家族が陥りやすい関係

2. これまでの家族支援の限界と CRAFT

　なかなか受診しようとしない当事者への対応に悩み，相談に来る家族に対してこれまでは次のような助言が主になされてきた。①無理やり物質使用を止めさせようとしない，②"イネーブリング"を止める，③相手の意志を変えることはできないという事実を受け入れ，相手を変えようとせず手放す，④薬物を使用していない時に受診を勧める，⑤家族自身が自助グループや勉強会に参加するなどであった。

　どの助言も間違いではないが，相談に来た家族にとってはほとんどの助言が「～してはいけない」という内容になってしまう。無理やり止めさせようとしない，イネーブリングをしない代わりに家族はどんな行動をとればよいのかについてほとんど提示されなかった。常に物質を使用していて切れる合間がない場合，いったい家族はどうすればいいのかについての具体的な提案もなかった。

家族にとって，今までやってきた対応は間違いだったと気づくことはできても，今後どうすればいいのかが具体的に描けなければ，家族は前に進むことができない。いたずらに家族が自責と罪悪感を深めることになりかねなかった。家族が自助グループや勉強会に参加することは大切なことではあるが，当事者をなんとか治療につなげたいという家族が相談に来た第一の目的は宙に浮いたままになりかねない。最終的に家族は「下手なことを言って本人を怒らせるより，黙っていた方がマシ」と考え，前よりもさらに言いたいことが言えなくなってしまう。家族にとっては対立的・分離的な方向のアイデアしか提示されてこなかったと考えていいだろう。

　「本人を連れてこなければ，治療はできません」「本人が薬物を使っていないときに受診してください」「本人の底つきを待つしかありません」「本人にその気がなければ治療はできません」「家族も病気ですから，家族がまず治療を受けてください」「依存症は回復するが完治しません」と相談先で言われたことのある家族は少なくない。最後の望みを抱いて相談に行った先で，希望を失った家族も多かったのではないかと思う。

　筆者自身，効果的な家族支援をどう構築すればよいのか苦慮してきた。これまでの経験や知識をどう搾っても効果的な助言ができない相談に対して，上にあげたようなコメントをするしかなかった苦い経験を踏んできたが，なんとかこれを抜け出せないものかと探し求めていた時に出会ったのが CRAFT（コミュニティ強化と家族訓練；Community Reinforcement and Family Training）だった。CRAFT を学ぶうちに，これまでの家族支援の限界と打開策が明確に見えてきた。それは次の 4 点である。

①対立や分離ではなく，家族が当事者と適切な関わり方を学ぶための具体的なアイデアが不足していたこと。

②家族自身もこれまで習慣化した行動を変えるのは容易ではないのだということを援助者自身が理解し，家族が自分の目標を達成するために必要な考え方と方法論と技術を提供できるようになること。

③今，目の前で支援を求めている家族に対して，手の届かないような方法ではなく，実行可能な課題を見出して少しずつ前進して行けるような現実的

な支援こそが必要であること。

④家族の現状を把握し，そこから問題解決を図っていくことが現実的であり効果的である。いくら正しい助言や提案であっても，それを家族自身が受け入れて咀嚼する時間・準備が必要である。なにをどのようにどのタイミングで家族に提案するかという視点が家族支援には不可欠である。依存症という病気を理解する前に「回復するが完治しない」と聞かされて，今後の治療に希望が持てる家族はいないだろう。

図 11-1 で示した硬直しきった関係性を変えることによって，当事者に影響を与え，当事者も家族も健康になっていく実効性のある家族支援が CRAFT を活用することによって可能となった。

3. CRAFT について

CRA（Community Reinforcement Approach）は 1970 年代初期，患者の飲酒行動と環境の間の相互作用を重視したプログラムとして開発された。飲酒を継続させるのは飲酒による自覚的効果，身体感覚，社会的報酬や依存を誘発する特性などによる強化作用であり，より良い人間関係や満足のいく雇用といった，飲酒しないための強化子（reinforcer）が最大化され，それが頻繁に起こり，そこに飲酒しないことが伴えば飲酒を減らせるのではないかという予測のもとに，シラフの行動に対してより強い報酬を与えるという考え方である。CRA は単一の治療アプローチではなく，パッケージ型治療であり，①機能分析，②試験的断酒，③ジスルフィラムの使用，④治療計画，⑤行動スキルトレーニング；コミュニケーション・スキル，問題解決トレーニング，飲酒拒否トレーニング，⑥職業スキル，⑦カップルセラピー，⑧再発防止の八つで構成されている。それぞれの患者のニーズに応じて内容を改編することができ，順番も変えられる多数のスキルで構成されている。この CRA から生まれたのが CRAFT（家族などの重要な関係者に介入することで，当事者を受診につなげるための包括的なプログラム）である。イネーブリングを含め，これまで家族がやってきた効果のない行動を減らし，コミュニケーション方法を改善することで当事者との関係性を変えるためにトレーニングを行う。オペラント条件づけなどの

治療につながったアルコール乱用患者の割合の比較

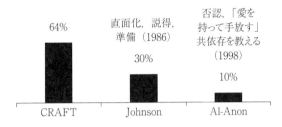

130 人の家族
無作為に割り当て調査
すべてマンツーマン，最高 12 時間

図 11-2　CRAFT のエビデンス（Miller et al, 1999）

行動理論が理論的背景にあり，当事者を変えようとするのではなく，環境を操作すること（すなわち，当事者との関係性を変えること）から始めるのが特徴である。CRAFT は当事者について，他の介入法と比較した時に，より優れた治療導入率と治療効果を持つことが海外における複数のランダム化比較試験で立証されている（e.g. Meyers et al, 2002 ; Miller et al, 1999），メタ分析によってもその効果が示されている（Meyers et al, 2002 ; Miller et al, 1999 ; Roozen et al, 2010）。図 11-2 に示す。

　当院では 2013 年 2 月より CRAFT プログラムの提供を開始し，高い治療導入率を経験した。同時に家族支援の質が大きく変化した。CRAFT を活用し，家族が来談したその日から当事者の行動に影響を与えることのできる実行可能な手段や方法を発見し，練習し，実行した。コミュニケーションの仕方を改善し，直面化や説教・小言・脅しなどというやり方ではない共感的な方法で，これまで相手に伝えることができなかった自分の思いを伝える努力を繰り返した。この過程で家族と当事者との関係に変化が生じ，当事者の受診につながっていった。治療者が家族に「本人が受診しなければどうしようもない」「本人が底をつくまでどうしようもない」と言うことはもはや禁忌であり，「本人が受診する気になるような効果的なプログラムがありますので，一緒にやってみましょう」「少しでも被害の軽い段階で本人が受診する気になるために，家族がこれ

までの見方・考え方・接し方を見直して，効果のある対応法を見つけ，一緒に練習して，実践してみませんか」と来談した家族に提案することができる。

Ⅱ　CRAFT プログラムの内容

1. CRAFT の目標

CRAFT の主な目標は①当事者本人が受診すること，②当事者の問題行動が減ること，③家族の生活の質が改善することの三つである。

2. CRAFT の 8 つのメニュー（表 11-1）

CRAFT では家族（あるいは重要な関係者）は当事者の治療や生活に重要な貢献をすることができ，治療を拒否している当事者に受診を促すための強力な役割を果たすことができると考える。表 11-1 に CRAFT の 8 つのメニューを示した。家族が肯定的なアプローチを使って，直面化を避ける包括的なプログラムとなっており，それを実行するために必要な考え方とスキルが用意されている。これらのスキルは CRA で開発され，効果が実証されたものである。図 11-2 で示した対照試験では，治療を拒否している飲酒者が治療を開始するまでに要した期間は平均 27 日，CRAFT セッションの平均回数は 4.7 回であった。薬物使用障害を対象にした試験でも治療導入まで平均 45 日，セッション回数は平均 4.8 回であった。

CRAFT では以下の点に焦点を当てる。

1) 信頼ある治療関係を構築する
2) 機能分析を用いて，当事者の薬物使用の引き金と，薬物を使用しない社会的な活動の引き金を同時に特定し，当事者の強化子を見つける
3) 自宅で家族が行動修正を行う場合，家庭内暴力の可能性を検討して，安全に対応できるように家族の準備を整える
4) 当事者とのコミュニケーションの改善に取り組む
5) 有害な使用が止まるために「正の強化方法」と「負の結果の活用法」を示す

6) 全般的なストレスの軽減の仕方を家族に提案し，家族自身の生活や人生にも十分な評価や報酬を得ることの妥当性と必要性を強調する

7) 当事者に治療を提案する最も効果的な方法を家族に提案し，最適なタイミングを見つける手助けをする

8) 当事者が受診するという決断をしたらすぐに治療を開始できるように事前に準備をし，その後の当事者の支援の必要性について話し合う

　CRAFT にはいくつかの重要な考え方がある。その一つは望ましい行動を強化し，望ましくない行動を強化しないという考えである。「報酬」と「強化」を毎日の生活の中に定着させていくことで家族が望んでいることが実現するようにしていく。家族は CRAFT のセッションの中で，どんな些細なことであっても正当に評価される経験を積み重ねていく。次に家族自身が当事者の行動で評価できる点を発見し，それを言葉にして当事者に伝えていく練習をする。同時に，望ましくない行動を強化しないという行動の仕方を学習していく。イネーブリング行動から撤退する際にも，実現可能な撤退の方法を考案し，それに代わる具体的な行動を家族に提案し，そこに新しいコミュニケーション・スキルを用いていく。

　問題行動の機能分析では家族に投げかける質問票が用意されている。その質問の中に「本人が飲酒する前にはどんな考えが頭に浮かんでいると思いますか？」「本人は飲んでいる時にどんなことを感じていると思いますか？」「本人はなにが良くて飲酒しているのだと思いますか？」などが用意されており，その質問について考えていくことによって，これまで家族が見ていたのとは全く別の角度から問題行動を見る経験をしていく。当事者にとっての物質使用が一体どのようなものなのかを改めて家族に考えさせることになる。そのことによって問題行動＝悪という簡単な図式では片付かないということを理解し始め，だからこそ自分の行動を修正していくことが重要なのだと家族が動機を強めていくことにつながっていく。

　家族の生活の質を改善することを明確に提案することも極めて重要である。家族は患者のサポーターである前に，自分の人生を主体的に生きる主人公である。家族自身が楽になり，健康になり，幸福になることは極めて重要であり当

表 11-1　CRAFT のメニュー

メニュー	概要
家族の動機づけ	・導入セッション ・CRAFT の三つの目標を説明する ・当事者と家族が陥りやすい関係と家族が陥りやすい行動パターンを解明し，家族が行動を変えることで当事者の行動に影響を与えることができる事を理解してもらう ・CRAFT のエビデンスを示し，家族のやる気を高める
問題行動の機能分析	・当事者の問題行動について家族から情報を収集するとともに，物質使用によって当事者が得ているメリットに関する質問票を用いて，当事者が使用を止めることの困難さを理解してもらう ・当事者が物質使用を止めるのは簡単なことではないので家族が自身の行動を修正する必要があることに気付いてもらう ・物質使用の誘因を特定することで，関わりの適切なタイミングを見出す
家庭内暴力の予防	・暴力を防ぐことは最も重要な目標である ・家族が行動を変えることによって暴力を誘発する可能性があるかを見極めるために，過去の暴力の頻度と深刻さを評価する ・すぐにでもできるような安全の計画を立てる
コミュニケーションスキルの改善	・物質使用障害者と家族の間にはコミュニケーションの問題があり，それが問題解決を妨げている ・肯定的なコミュニケーションに切り替えることで，家族の目標が達成しやすくなる ・このセッションがすべての CRAFT 的対応の基礎になるため十分な時間をかけ，ロールプレイを多用しながら練習する ・セッション後，すぐに家に帰って当事者を前にして実践できるコミュニケーションの仕方を見出して，実践できるように準備する ・8 項目の具体的なガイドラインを提案する（表 11-2）

表11-1　つづき

望ましい行動の強化	・家族が望んでいる行動が見られたときにそれを評価し，報酬を与え，その行動を強化するという考え方を理解してもらう ・望ましい行動とはなにかを特定する ・適切な強化の仕方を見つけ，練習する ・望ましい行動に正の強化を与えることで，その行動が繰り返されるようにする ・CRAFT の重要な柱のひとつ
マイナスの結果の利用	・家族にとって望ましくない行動が起きたときに，家族がとるべき行動について考える ・「正の強化を中止する」方法と「当然の結果を受け入れる」方法がある ・CRAFT では単に「イネーブリングをしてはいけない」と家族に命じるのではなく，家族自身がそうしてしまう事情を理解した上で，イネーブリング以外の他の適切な行動をとれるように指導していく ・イネーブリング行動の特定と，代替行動を考案する ・問題解決のためのガイドラインを提示する
家族の生活を豊かにする	・家族が罪悪感や自責感から解放されて，自分を大切にすることができるようになるための計画と練習を行う ・家族自身が元気を取り戻すことの重要性を理解してもらう ・行動の目標設定についてのガイドラインを提示する ・家族自身のサポート体制を作る ・自分自身を豊かにする社会活動を増やす ・正当な自己評価ができるようになる
本人に治療を提案する	・最適なタイミングを学ぶ ・当事者が治療を試したくなる仕掛けを考案する ・治療を提案するときの肯定的なコミュニケーションの仕方を練習する ・治療受け入れについての準備を整える ・拒絶や治療中断に準備する

たり前のことである。CRAFTではここでも自分を正当に評価する課題や相談できる相手を見つける課題などを通して，目標を実現するためのトレーニングを積んでいく。

　CRAFTでの目標設定は常に「今，できることを見つける」ことであり，それを実行し続けることで最終的な 三つの目標にたどりつくことができる。

　詳細は文献にあげた成書を参考にしてほしい。

3. コミュニケーション・スキルについて

　CRAFTの大きな柱の一つがコミュニケーション・スキルの改善であり，このスキルがCRAFTプログラム全体を通して広く活用される。硬直化した関係の中では「あなたは〜」で始まるYouメッセージと否定形話法（「アンタまた飲んでるの！」「アンタいつまでクスリ使ってんの！」「アンタまた隠れて借金してるんじゃないの！」「酒止めなかったら，肝硬変になって，吐血して死んでしまうわよ」「病院に行かなかったら，次は刑務所行きね」などなど）が支配的となる。これらの「ケンカ言葉」を多用すればするほど，関係は険悪なものになっていく。当事者との関係性を変えるために最も効果的な方法はこれまでのコミュニケーションを変える事である。

　CRAFTではコミュニケーション・スキル・ガイドを提案している（表11-2）。プログラムのセッションではロールプレイを多用して，家族が今日帰宅してすぐに使えるようにサポートしていく。練習しながら家族は自分の言葉を徐々に修正していく。これまで黙っていた方がマシだと考えていた家族に対し，黙っていなくてよい，むしろ自分の気持ちを本人にもっときちんと伝えるべきだと強調し，相手に伝わるような話し方を身につけていってもらう。

　コミュニケーションの改善は単なるスキル習得というレベルにとどまらない。自分の感情を相手にぶつけるだけに終っていた家族が自分の思いや考えを相手に効果的に伝えられるようになるためには，おおむね次のような過程が必要である。①自分は相手に対して本当はどう感じて，どう思っているのだろうかと考える。②相手に本当は何を伝えたいのだろうかと考える。③相手に伝わるためにはどのような言い方が適しているのかを考える。この①〜③の過程で家族は自分の気持ちの一番深い部分を探ることになる。「もう薬物は止めてほ

表11-2　コミュニケーション・スキル・ガイド

コミュニケーション・スキル・ガイド	効果のない言い方	CRAFT が勧める効果的な言い方
①私を主語にして言う	またクスリを飲んでるの？　死んでしまったらどうするの！	私はあなたに健康でいてほしい。
②肯定文で言う	病院も行かないし，どこにも相談に行かないんだったら，良くなるわけがないでしょ！	相談に行ってみたら，なにか役に立つことがあるんじゃないかな。
③簡潔に言う	毎日毎日どうしてクスリ飲むの！　このあいだみたいに救急車を呼ぶのはもうお母さんイヤよ！　あんた死にかけてたんよ！　わかってる？　バイトもクビになるよ！どうしてこうなったんかな。お母さんの育て方が悪かったんやね（泣く）。なんか言ったら！　お母さんの気持ち，考えたことある？	このまえのあなたの姿を見て，死ぬかと思って怖かった。すごく心配だった。
④具体的に言う	すこしは自分の生活の仕方を考えたらどうなの！	毎週金曜日の午前11時から病院で依存症の勉強会をしてるみたいだから，一度行ってみたらどうかな？
⑤自分の感情を言葉にする	あなたが無茶苦茶するから私の心は壊れてしまいそう。私の気持ちなんてあなたはどうでもいいんでしょうね！	クスリを飲んで荒れているあなたを見ると，すごく悲しい気持ちになるの。
⑥部分的に責任を受け入れる	予想していた通りだったわ。診察をドタキャンしたのね。そんなことじゃ，回復するわけがないわ！	今日診察日だったの忘れてた？　声をかければよかったかな。次からそうしようか？
⑦思いやりのある言い方	もう，訳がわからない。何もする気がしないって理由でどうしてまたクスリに手をだす必要があるの？　運動するとかなにかしてみたらいいでしょう！	暇や退屈がいちばん対処しにくいことだって聞いたことがあるわ。
⑧支援を申し出る	もういいかげんにしてくれない？あなたの面倒を見るのも迷惑かけられるのも，もう嫌なのよ。自分でどうにかしたらどうなの？	どうしたら助けになれるかな？

しい」という絶望的な思いをたどっていくと「健康でいてほしい」「穏やかな暮らしがしたい」「ほっとする平和な家庭を築きたい」などの願いにたどり着くであろう。新しい言い方を考えながらその人の最も根源的な願いに近づいていくのである。否定的な言い方を肯定的な言い方に変える過程においても，どうしても「わたしは一体何を望んでいるのだろう？」と考えざるを得ない。たとえば，「わたしは本当に相手にこのまま死んでほしいと願っているのだろうか？」「警察に捕まり刑務所に入ってほしい，とわたしは願っているのだろうか？」「本当のところ，将来はどうなってほしいとわたしは望んでいるのだろうか？」という自問を通して，自分が本当に願っていることに気づいていく。

コミュニケーション改善のための練習としてリバース・ロールプレイという簡単な方法がある。家族が当事者の役をし，自分が今まで相手に言ってきた言葉を言われる立場になってみるのである。これによって，相手がどんな気持ちで聞いていたかを体感する。と同時に違う言い方をするだけで，気持ちに劇的な相違が生まれることも実際に体験することになる。これがスキルアップの動機となるのである。

新しい言い方を身につけて行く過程で，家族は会話における自分の役割の重要性を自覚するようになる。そして，これまでは当事者の問題行動を中心にして構築されてきたパワーゲーム的な関係の中で見失い，苦しい現実の中に埋もれ瀕死の状態に陥っていた自分への愛，相手への愛が蘇生していくのである。これが自分を変え，相手との関係性を変える原動力となっていく。この延長線上に家族と当事者の新たな関係性が生まれる。そのために治療者はどんな事態になっても家族を肯定的に受け止め，サポートし続けるのである。

Ⅲ　CRAFT プログラムの進め方

1.　導　入

CRAFT の導入で大切なことはまず家族のこれまでの苦労をねぎらうことである。決して自責感や罪悪感を助長してはならない。初回面接ではできる限り家族の話を聞くことが優先される。同時に CRAFT の目標，考え方と実効性について丁寧に説明する。治療者が家族の強化子になることが大事で，そのこと

によって家族が行動を変えていこうという動機を強める。治療者は常に家族を強化すること，動機を高めることを意識して，その機会を見逃さないようにする。

2．メニューの選び方

CRAFT はメニュー形式のプログラムであり，8 つの要素から成っている。どのメニューから始めるかは家族のニーズと要望で決定される。順番通りにやる必要はない。家族の動機を最重要視しており，ニーズの最も高い課題こそ最も高い効果を生む。8 つのメニューをすべてやる必要もない。そのためには治療者は CRAFT プログラムについて熟知し，その家族に今必要な情報をどのメニューからでも提供できるようになる必要がある。

3．ロールプレイ

CRAFT のセッションではロールプレイを多用する。特にコミュニケーション技術の習得のためには不可欠である。治療者がロールプレイに慣れることがポイントである。

4．宿　　題

セッションの最後には宿題が出される。次回セッションまでの間に実際にやってみる課題である。宿題を決める際にも CRAFT で提唱する目標設定の方法を活用する。それは①具体的で簡潔，②何かを実行する内容（実行しない内容でなく），③測定可能（例；1 日 1 回やってみる），④合理的である，⑤家族がコントロールできる内容（相手次第のものは目標にしない），⑥家族が学習したスキルを使える，の 6 項目を満たす目標を設定する。治療者は適切な目標設定ができるように援助する。これが適切かどうかが宿題の結果と効果を左右する。

5．所要時間と頻度

所要時間は 1 回 60 〜 90 分が適当だと考える。頻度はそれぞれの家族の状況にもよるが 1 週間おきか，延びても 2 週間おきが望ましい。

6. 治療者が留意する点

　CRAFT を臨床活用するためには，3日間の訓練ワークショップの受講と『家族と治療者のためのプログラムとマニュアル』の熟読が標準的な学習内容となっている。CRAFT を家族に提供するために治療者に求められる姿勢がある。共感的であること，中立的であること，誠実であること，温かみがあること，口論を避け，いかなる相手の防衛も緩和すること，何よりも対立を避けること，支持的であること，あらゆる機会において家族を勇気づけ強化し続けること，家族の強化子を見つけ利用することに熟練すること，言語的強化を身につけることなどである。

おわりに

　筆者がこれまで CRAFT について学び，臨床で活用してきてわかった CRAFT の効用を何点かあげる。

- 当事者の受診率が高い
- 当事者が受診に至らなくとも，家族支援が継続できる
- 受診か決裂かという究極の厳しい選択を回避できる
- 家族のストレス軽減効果が非常に大きい
- どれだけ大事なものを失ったら治療につながるのかという発想から，今どれほど大切なものを持っているかを発見する発想への転換（家族も治療者も）
- 今その人の持つ健康的な部分に着目することが身につくことによって，問題を見る視野が広がる（家族も治療者も）
- 治療者のスキルが向上する
- 治療者の問題解決のための「引き出し」（技術）がかなり増える
- 治療者の視点が問題志向から解決志向に転換する
- 治療現場以外（職場，家庭など）にも効果は伝染する

　CRAFT が我が国の治療現場で当たり前のように活用される日が来ることを願い，CRAFT の良さをこれからも伝えていきたい。

文　献

Meyers RJ, Miller WR, Smith JE et al.（2002）A randomized trial of two methods for engaging treatment-refusing drug users through concerned significant others. Journal of Consulting and Clinical Psychology 70（5）; 1182-1185.

Meyers RJ, Smith JE（境泉洋・吉田精次監訳（2016）アルコール依存のための治療ガイド―生き方を変える「コミュニティ強化アプローチ」[CRA]. 金剛出版）

Meyers RJ, Wolfe BL（松本俊彦・吉田精次監訳（2013）CRAFT 依存症者家族のための対応ハンドブック. 金剛出版）

Miller WR, Meyers RJ, Tonigan JS（1999）Engaging the unmotivated in treatment for alcohol problems : A comparison of three strategies for intervention through family members. Journal of Consulting and Clinical Psychology 67（5）; 688-697.

Roozen HG, de Waart R, van der Kroft P（2010）Community reinforcement and family training : An effective option to engage treatment-resistant substance-abusing individuals in treatment. Addiction 105（10）; 1729-1738.

Smith JE, Meyers RJ（境泉洋・原井宏明・杉山雅彦監訳（2013）CRAFT 依存症患者への治療動機づけ―家族と治療者のためのプログラムとマニュアル. 金剛出版）

吉田精次・小西友（2015）依存性物質使用障害者の家族に対する CRAFT の実績報告. 行動療法研究 41（3）; 205-213.

第 12 章

家族支援のための集団療法

●家族教室のためのツール

近藤あゆみ・高橋郁絵・森田展彰

はじめに

　薬物依存症対策において家族支援は極めて重要である。家族への介入は，依存症者本人の治療開始時期を早めたり，再発のリスクを減らしたりすることに役立つほか，薬物問題に巻き込まれて心身ともに消耗した家族の健康を取り戻すことにもつながるからである。わが国では，薬物問題に悩む家族のための相談窓口が非常に少なく，相談支援体制の拡充は長らく家族にとって切実な願いであったが，近年になってようやく少しずつその状況が改善されつつある。その主たる要因の一つに，Community Reinforcement and Family Training（CRAFT）という米国で開発された家族支援の援助者マニュアルや当事者家族向けのハンドブックなどが翻訳され（Smith & Meyers, 2012 ; Meyers & Wolfe, 2013），新しい家族支援の波が届いたということがあろう。これにより家族支援の幅は確実に広がり，依存症家族支援に対して積極的な気持ちを持つ援助者が増えているものと思われる。

　CRAFT の普及にみられる個別支援の充実に併せて，集団援助技術（グループワーク）を活用した家族支援にも力を入れる必要がある。その意義としては，家族に対する正しい知識や情報の提供，家族同士が出会う機会の創出などが考えられるが，援助者が家族の状況を把握できる機会としても重要である。薬物依存症者への介入はタイミングが肝心であるが，家族だけでそのタイミングを

判断し，適切に介入することは難しいことも多い。家族教室などのグループワークを通して家族と援助者が定期的に顔を合わすことで，介入の良いタイミングを見逃さず，個別支援につなげていくことができる。このような理由により，個別支援との連動を意識したグループワークの拡充は，今後の家族支援体制構築における重要な課題の一つであると思われる。

　筆者らは家族支援の充実を念頭に，CRAFT など新しい家族支援の考え方（Matrix Institute, 2005 ; Smith & Myers, 2004 ; Harris, 2010）を取り入れながら，薬物依存症者をもつ家族の多様なニーズに対応できる心理教育プログラムを開発し，その普及を進めてきた。今回は，プログラムの構成と内容，ファシリテーターに求められる基本姿勢，プログラムの普及状況，効果評価について述べる。

I　構　　成

　「薬物依存症者をもつ家族を対象とした心理教育プログラム」（以下，家族心理教育プログラムと記す）のすべての教材は，(1) 薬物依存症や回復について正しく理解できる，(2) 薬物依存症者に対する適切な対応法を学び実践できる，(3) 家族自身の心身の健康を取り戻せる，という三つの目標に添って作成した。平成 22 年度から 26 年度までの 5 年間に，4 種類の基礎教材と 6 種類の補助教材を作成したが，平成 28 年度に改訂を行い，現在は 5 種類の基礎教材と 11 種類の補助教材という構成となっている（表 12-1）。

　基礎教材で増やしたのは，目標 2 に対応した「コミュニケーション・スキルの練習」の教材で，その理由は，実際に家族心理教育プログラムを活用してグループワークを実施している機関からの，コミュニケーション・スキルの練習をするための題材を増やして欲しいという要望が多かったからである。補助教材の内容は大きく変わらないが，補助教材として部分的に取り出して取り組みやすいよう，内容を 6 種類から 11 種類へと細かく分けた。

　家族心理教育プログラムは家族教室など集団心理教育の場を想定して作成したが，個別相談のなかでクライエントのニーズに応じた教材を選び活用することも可能であろう。集団心理教育として活用する場合も参加者のニーズに応じ

表 12-1　プログラムの三つの目標と対応する基礎・補助教材

目標 1： 薬物依存症や 回復について 正しく理解できる	基礎教材
	薬物依存症とは
	補助教材
	依存症者本人の回復段階に応じた家族の対応 回復の多様性と役立つ社会資源 共依存とイネイブリング 家族関係を見直す

目標 2： 薬物依存症者に対する 適切な対応法を学び 実践できる	基礎教材
	上手なコミュニケーションで本人を治療につなげる 長期的な回復を支え，再発・再使用に備える コミュニケーション・スキルの練習
	補助教材
	本人の望ましい行動を増やし，望ましくない行動を減らす 回復しつつある本人と新たな関係を築く 薬物問題を経験したあとの新しい生活 逮捕や裁判を本人の回復のきっかけにする 薬物関連の法律と裁判の流れ

目標 3： 家族自身の心身の 健康を取り戻せる	基礎教材
	家族のセルフケア
	補助教材
	暴力について 本人の暴力から身を守るために

て自由に教材を選び活用してよいが，基本プログラムとしては，基礎教材を用いた全 6 回 1 クールの集団心理教育を提案している（図 12-1）。

　第 1 回は，「オリエンテーション」の資料と「薬物依存症とは」の教材を用いたプログラムを合わせて行うが，初めてこのプログラムを行う時，つまり，参加家族全員が初参加の場合には，オリエンテーションだけの時間を別途設けることが望ましい。その際には，オリエンテーションの資料に沿って，家族が支援を受けることの意義や家族心理教育プログラムの目的をしっかりと伝えるだけでなく，家族にも，自己紹介や現状，これからの支援に期待することなどについて話してもらう時間をもてるとよい。2 クール目以降，オリエンテーションだけの時間は不要と思われるが，各自が目的を意識して主体的に参加するた

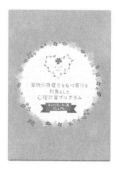

【目次】

◆オリエンテーション

◆薬物依存症とは
◆上手なコミュニケーションで本人を治療につなげる
◆長期的な回復を支え，再発・再使用に備える
◆コミュニケーション・スキルの練習
◆家族のセルフケア

◆振り返りと今後の目標

**図12-1　家族心理教育プログラムのマニュアル（表紙）と
基礎教材を用いた基本プログラムの目次**

めに，クールごとに資料を配布し要点を共有することは役立つであろう。

　第2回，第3回，第4回は，「上手なコミュニケーションで本人を治療につ
なげる」「長期的な回復を支え，再発・再使用に備える」「家族のセルフケア」
の教材を用いてプログラムを実施する。第5回は，参加家族の様子をみながら，
「コミュニケーション・スキルの練習」のなかから適当な内容を一つか二つ選
んで，コミュニケーション力を高めるための練習をする。

　第6回（最終回）は，「振り返りと今後の目標」の資料を用いて，これまで
にできたことを振り返り評価するとともに，次の振り返りまでに自分が何をす
るか目標設定をする。それぞれの機関における家族支援の体制に応じて1クー
ルの回数を6回より増やしたい場合は，補助教材のなかから参加家族の状況に
合った内容を選んで足していくのもよいであろう。

Ⅱ　内　　容

　5種類の基礎教材の目標は表12-2の通りである。改訂前の基礎教材の内容は
過去の文献で詳しく紹介しており（近藤・他, 2015），また，改訂後のファシリテー
ター用マニュアルおよび家族用配布資料は，国立精神・神経医療研究センター
精神保健研究所 薬物依存研究部のホームページからダウンロードして見るこ
とができるため（国立精神・神経医療研究センター 精神保健研究所 薬物依存
研究部のホームページ），内容の詳細についてはここで詳しく述べないが，家

表12-2　5種類の基礎教材の目標

基礎教材1. 薬物依存症とは
1. 薬物依存症とはどのような病気か理解できる。 2. 薬物が依存症者本人にもたらす正と負の効果について知ることができる。 3. 薬物依存症の仕組みを理解できる。 4. 依存症からの回復とはどのようなものか理解できる。
基礎教材2. 上手なコミュニケーションで本人を治療につなげる
1. 薬物依存症者の回復を支援する家族にとって，コミュニケーション・スキルの向上が重要である理由が理解できる。 2. 回復を支援するのに役立たないコミュニケーションのパターンを発見し，回復に役立つコミュニケーションのパターンに変えていく準備ができる。 3. 本人に治療の提案を行う準備ができる。
基礎教材3. 長期的な回復を支え，再発・再使用に備える
1. 薬物依存症者が治療につながった後も続いていく長期的な回復の過程について理解できる。 2. 長く続く回復過程を支えるために，家族が本人にどのように関われるとよいか理解できる。 3. 薬物の再使用・再発について理解し，そのとき家族としてどう対応するのがよいか考えられるようになる。 4. 再使用に振り回されず，長期的な視点で回復を支援していくことの大切さを知ることができる。
基礎教材4. 家族のセルフケア
1. 薬物依存症者の回復を支援する家族にとってセルフケアが重要であることを理解できる。 2. 今，必要な支援について家族自身が理解し，それを得るために行動できるようになる。 3. 家族が既に持っているセルフケアの技術について確認する。
基礎教材5. コミュニケーション・スキルの練習
1. 望ましいコミュニケーションのための5か条（「上手なコミュニケーションで本人を治療につなげる」より）を使った会話ができる。 2. アサーティブな（お互いの気持ちを尊重し合う）話し方ができる。

族心理教育プログラム全体のトーンとして作成時に意識したことの一つは，家族を「本人の良き回復支援者」としてポジティブに捉えることである。従来，依存症者の家族は「共依存症者」「イネイブラー」など本人の回復を妨げる存在としての一面が強調され，家族支援においては「本人の回復を妨げる言動を

いかにして減らすか」という点が重視される傾向にあった。しかし，このような家族に対するネガティブなレッテル貼りは，家族が本来もつ力を低下させることにもつながりかねないことから，家族を「本人の良き回復支援者」としてポジティブに捉え，プログラムには「本人の回復を促す言動をいかにして増やすか」という内容を多く取り入れることを心掛けた。

また，できるだけ多様な家族のニーズに対応できるよう幅広いテーマを取り上げることにした。回復初期の家族のニーズは，治療や支援を得ることに対して拒否的な本人をいかにして治療の場につないでいくかというところにある場合が多いが，もう少し本人の回復が進むと，再発の怖れもある本人の回復をいかに上手に見守り支えていくかが家族の関心事となってくる。さらに回復が進むと，今度は薬物使用の問題よりも，より良い本人との関係性や家族関係の構築を目指すことが家族の課題として浮上してくる。このように，回復段階に応じて変化していく家族の多様なニーズに幅広く対応できるプログラムの開発を目指した。

暴力や逮捕など薬物依存症者の家族支援を行うにあたっては避けて通れない重要な課題を取り上げたことも，プログラムの特徴の一つである。依存症家庭に暴力の問題が潜んでいることは稀なケースではないし，支援の初期段階に暴力に関する評価や介入を適切に行うことは，支援の成否を決定づける重要な鍵となる。家族や本人にとっては大きな困難である逮捕の経験も，その捉え方と対応によっては回復のチャンスとすることも可能であることから，家族支援で取り扱う重要なテーマである。これらはすべての家族に共通する課題とはいえないので補助教材に含めたが，必要な家族にとっては極めて重要であることから，特に個別支援の場面で活用されることを期待している。

プログラムの内容でもう一つ大切にしたことは，参加によって知識を得るだけでなく，参加者の感情や考え方，そして行動が実際に変化することである。正しい知識や情報を伝えることは集団心理教育における重要な意義の一つであるが，そのことと実際の行動の変化にはかなりの距離があることも多い。コミュニケーション・スキルの改善などはその典型であろう。摩擦や緊張を避けて本人と上手く関わるためのスキルについていくら言葉で説明を受けたとしても，それだけで実際のコミュニケーションが劇的に変化することはほとんど期待で

きない。得た知識をもとに練習を重ね，実践を積んでいくことで，少しずつコミュニケーションが変わっていくのである。集団で限られた時間の中で行う心理教育ではあるが，少しでも実際の変化につながることを意図して，教材にはできるだけ多く課題を盛り込むなどの工夫をした。

Ⅲ　ファシリテーターに求められる基本姿勢

　たいていの家族は，薬物問題の発覚に非常なショックを受けていたり，また，暴力や借金など薬物関連の問題への対処に長い間追われ続けてきたりしているため，心身ともに消耗し混乱している。ファシリテーターには，家族のさまざまな思いをしっかりと受け止めて気持ちの安定をはかり，信頼関係を築きながら，現状の正しい理解や整理を助け，希望をもって今後の支援計画を共に考えていく姿勢が求められる。支援の開始直後は，家族が支援を受けることの意味を十分理解できず，支援が切れてしまいやすい時期でもあることから，家族支援の意義をしっかりと伝えるとともに，支援に対する援助者の積極的な気持ちを表明し，支援の継続につなげたい。

　信頼関係構築のためには，こちら側に家族を批判したり責めたりする気持ちがないこと，これまでさまざまな苦労をしてきた家族に対して敬意の気持ちをもっていることが伝わるような関わりが不可欠である。その上で，せっかく頑張っているのに回復に向けて効果が得られないような家族の言動は減らし，その代わりに，回復に役立つような言動を増やしていけるよう働きかけていくのである。特に，「自責の念」や「無力感」には十分留意したい。意識しているかどうか，また，言葉で直接表現しているかどうかはともかく，非常に多くの家族が，家庭の中の薬物問題について自分を責める気持ちを感じている。「自分の子育ての仕方が悪かったから子どもが薬物を使うようになってしまった」「なんとか薬物をやめさせようと考えられるすべてのことを必死でやってきたのに，結局事態は好転せず，どんどん悪くなるばかりだ。家族を救うことができない自分自身を不甲斐ないと感じる」などの気持ちに苛まれている家族に対して，家庭に問題があったために薬物問題が生じたとか，家族の対応のまずさが薬物問題の深刻化を招いているといったニュアンスを与えかねない言葉は極

力控えるべきである。

　また，家族と本人の回復を支援するためには，それぞれの状況や段階に応じてさまざまな資源を利用する必要が生じてくるため，常日頃から地域にどのような活用できる資源があるのか把握しておくことや，可能であれば実際に足を運んでみて，そこでどのような治療が提供され，また，どのような活動が行われているかなどについて知っておくことが必要である。

Ⅳ　普及状況

　精神保健福祉センターは地域精神保健福祉の要であり，依存症の家族支援を行う主たる機関であることから，これまで精神保健福祉センターを中心に家族心理教育プログラムの普及を行ってきた。筆者らは平成28年度に全国の精神保健福祉センターを対象とした調査を実施したが，その結果によると，調査に参加した59機関（回収率85.5%）のうち44機関（74.6%）が平成27年度に依存症の家族教室を実施しており，そのうちの17機関で家族心理教育プログラムが活用されていた（近藤・他，2017a）。また，それ以外の27機関においても13機関が今後の活用を希望していたことから，さらなる普及に努めたい。

　家族心理教育プログラムの活用の仕方はさまざまであり，家族教室のほとんどを家族心理教育プログラムだけで行う機関もあれば，その他の内容と組み合わせて教材の一部だけを活用する機関もあった。それぞれの機関における家族支援の実態に応じて活用いただけるとよいと考えている。

Ⅴ　効果評価

　医療保健機関の家族教室参加者延べ489名，ダルク等の家族会参加者延べ382名，合計延べ871名を対象に，改訂前の基礎教材を用いて家族心理教育プログラムの効果評価のための研究を実施した（近藤・他，2017b）。機関職員または筆者らが家族教室や家族会でプログラムを実施した後，参加家族に匿名自記式アンケートへの回答依頼を行った結果，主観的理解度については「かなり理解できた」または「完全に理解できた」と回答した者の割合は5～6割に

表 12-3　基礎教材の種類別にみた家族心理教育プログラムの理解度及び有用感
(近藤・他, 2017b)

| 教材の種類 | 理解度[b] | | | *p* 値 |
| | 低い | 高い | 合計 | |
	n（%）	*n*（%）	*n*（%）	
薬物依存症とは（268 名）	120（45.5）	144（54.5）	264（100.0）	0.619
上手なコミュニケーション（249 名）	114（46.9）	129（53.1）	243（100.0）	
長期的な回復（175 名）	71（41.0）	102（59.0）	173（100.0）	
家族のセルフケア（179 名）	84（47.2）	94（52.8）	178（100.0）	
合計（871 名）	389（45.3）	469（54.7）	858（100.0）	

| | 有用感[#] | | | |
| | 低い | 高い | 合計 | |
	n（%）	*n*（%）	*n*（%）	
薬物依存症とは（268 名）	69（26.4）	192（73.6）	261（100.0）	0.846
上手なコミュニケーション（249 名）	65（26.7）	178（73.3）	243（100.0）	
長期的な回復（175 名）	52（30.1）	121（69.9）	173（100.0）	
家族のセルフケア（179 名）	49（28.2）	125（71.8）	174（100.0）	
合計（871 名）	235（27.6）	616（72.4）	851（100.0）	

a　薬物依存症とは，b　上手なコミュニケーションで本人を治療につなげる，
c　長期的な回復を支え，再発・再使用に備える，d　家族のセルフケア
b　低い：「まったく理解できなかった」「あまり理解できなかった」「ある程度理解できた」
　　高い：「かなり理解できた」「完全に理解できた」
#　低い：「まったく役に立たない」「あまり役に立たない」「ある程度役に立つ」
　　高い：「かなり役に立つ」「非常に役に立つ」
Pearson のカイ二乗検定

とどまっており，一度の学習で十分な理解を得るのは難しいと思われることから，繰り返し参加できる体制づくりや，継続参加に対する動機づけが必要であると思われた（表 12-3）。

　主観的有用感については，約 7 割の参加者が「かなり役に立つ」または「非常に役に立つ」と感じたことが明らかになっており，同時に，その割合は教材による差がないことも確認できた。基礎教材は，対象家族を限定せず，薬物依存症者をもつ家族全般に広く役立つことを目指して作成したので，おおむねその目的は達成できたものと思われるが，もう少し詳細な分析をしてみると，家

族の精神的健康度が低下している場合や関係機関による支援期間が短い場合には，高い有用感が得られにくいことも明らかになっている。援助者には，個々の家族の心身の疲労度や，新しい家族への動機づけを意識した関わりが求められる。これまでの横断的研究により，参加者の主観的理解度や有用感が確認できたが，今後は，縦断的研究の手法を用いて時間軸による対象者の変化を検討することにより，プログラムの効果を検証していく予定である。

おわりに

　薬物依存症者をもつ家族の生活はさまざまな困難に満ちており，多くの家族が支援を必要としているが，そのすべてが実際に支援を求めて相談場面に登場するわけではない。「家庭の中の薬物問題を他人に知られたくない」「通報されるのではないか」「他人に話したところで問題が解決するわけではない」「これくらいのことでいちいち相談されたら相手も迷惑なのではないか」「どこに相談すべきかわからない」などさまざまな理由によって，必要な時に助けを求めることを躊躇する家族は意外に多いと感じる。変化にはそれぞれの時期があり，介入は早ければ早いほど良いというものでもないが，もう少し早く継続的な支援につなぐことができていれば，これほど事態が複雑かつ深刻にならずにすんだのにと思うことも少なくない。援助者には支援に対する積極性が求められている。最悪の時を除くと支援から遠ざかりがちな家族と定期的に出会うなかで状況を見守り，家族が本来持っている力や自己効力感を高めながら，良いタイミングを見逃さずに介入するためのツールとして，今後より多くの場所で家族心理教育プログラムが活用されることを期待している。

文　献

Harris P（2010）The concerned other : How to change problematic drug and alcohol users through their family members : A complete manual. Lyme Regis, Russell House Publishing.

Matrix Institute（2005）The Family Unit A 12-session Alcohol and Drug Education Program for Families. Hazelden.

Meyers RJ, Wolfe B（松本俊彦・吉田精次監訳，渋谷繭子訳）（2013）CRAFT 依存症者家族

のための対応ハンドブック．金剛出版．

Smith JE, Meyers RJ（2004）Motivating Substance Abusers to Enter Treatment : Working with family members. New York, Guilford Press.

Smith JE, Meyers RJ（2012）（境泉洋・原井宏明・杉山雅彦監訳）CRAFT 依存症患者への治療動機づけ—家族と治療者のためのプログラムとマニュアル．金剛出版．

国立精神・神経医療研究センター 精神保健研究所 薬物依存研究部のホームページ〈http://www.ncnp.go.jp/nimh/yakubutsu/reference/index.html〉（平成 29 年 8 月 29 日閲覧）

近藤あゆみ・白川教人・高橋郁絵，他（2017a）精神保健福祉センターにおける家族心理教育プログラムの普及と評価に関する研究．平成 28 年度厚生労働科学研究費補助金（医薬品・医療機器等レギュラトリーサイエンス政策研究事業）危険ドラッグを含む薬物乱用・依存状況の実態把握と薬物依存症者の社会復帰に向けた支援に関する研究．

近藤あゆみ・高橋郁絵・森田展彰（2017b）薬物依存症者をもつ家族を対象とした心理教育プログラムの理解度と有用性—医療保健機関家族教室と家族会の参加者を対象としたアンケート調査結果から．日本アルコール関連問題学会雑誌 18(2)；25-32.

近藤あゆみ・高橋郁絵・森田展彰（2015）依存症者をもつ家族に対する心理教育．こころの科学 182；73-75.

索　引

■執筆者一覧（執筆順）

成瀬暢也（なるせ・のぶや）埼玉県立精神医療センター

原田隆之（はらだ・たかゆき）筑波大学人間系心理学域

後藤　恵（ごとう・めぐみ）翠会ヘルスケアグループ精神医学研究所

松本俊彦（まつもと・としひこ）国立研究開発法人 国立精神・神経医療研究センター精神保健研究所 薬物依存研究部

中山秀紀（なかやま・ひでき）独立行政法人 国立病院機構　久里浜医療センター

杠　岳文（ゆずりは・たけふみ）独立行政法人 国立病院機構　肥前精神医療センター

森田展彰（もりた・のぶあき）筑波大学医学医療系社会精神保健学

嶋根卓也（しまね・たくや）国立研究開発法人 国立精神・神経医療研究センター精神保健研究所 薬物依存研究部

今村扶美（いまむら・ふみ）国立研究開発法人 国立精神・神経医療研究センター病院 臨床心理室

引土絵未（ひきつち・えみ）国立研究開発法人 国立精神・神経医療研究センター精神保健研究所 薬物依存研究部（日本学術振興会特別研究員 RPD）

吉田精次（よしだ・せいじ）藍里病院

近藤あゆみ（こんどう・あゆみ）国立研究開発法人 国立精神・神経医療研究センター精神保健研究所 薬物依存研究部

高橋郁絵（たかはし・いくえ）原宿カウンセリングセンター

■編者略歴

松本俊彦（まつもと・としひこ）

国立研究開発法人 国立精神・神経医療研究センター 精神保健研究所
薬物依存研究部 部長

　1993年佐賀医科大学卒業。横浜市立大学医学部附属病院にて臨床研修修了後，国立横浜病院精神科，神奈川県立精神医療センター，横浜市立大学医学部附属病院精神科を経て，2004年に国立精神・神経センター（現，国立精神・神経医療研究センター）精神保健研究所 司法精神医学研究部専門医療・社会復帰研究室長に就任。以後，同研究所 自殺予防総合対策センター副センター長などを歴任し，2015年より現職。

　日本アルコール・アディクション医学会理事，日本精神科救急学会理事，日本社会精神医学会理事，NPO法人八王子ダルク理事，NPO法人東京多摩いのちの電話理事を兼務。

　主著として，『薬物依存の理解と援助』（金剛出版，2005），『自傷行為の理解と援助』（日本評論社，2009），『アディクションとしての自傷』（星和書店，2011），『薬物依存とアディクション精神医学』（金剛出版，2012），『アルコールとうつ，自殺―「死のトライアングル」を防ぐために』（岩波書店，2014），『自分を傷つけずにはいられない』（講談社，2015），『もしも「死にたい」と言われたら―自殺リスクの評価と対応』（中外医学社，2015），『物質使用障害治療プログラム―SMARPP-24』（共著，金剛出版，2015），『よくわかるSMARPP―あなたにもできる薬物依存者支援』（金剛出版，2016），『薬物依存臨床の焦点』（金剛出版，2016），『薬物依存症』（筑摩書房，2018）などがある。

物質使用障害の治療

多様なニーズに応える治療・回復支援

2020 年 2 月 1 日　印刷
2020 年 2 月 10 日　　発行

編著者　松本　俊彦
発行者　立石　正信

装幀　岩瀬　聡
印刷・新津印刷　製本・誠製本

株式会社　金剛出版
〒 112-0005　東京都文京区水道 1-5-16
電話 03（3815）6661（代）
振替 00120-6-34848

ISBN978-4-7724-1747-1　C3011

Printed in Japan ©2020

トラウマとアディクションからの回復
ベストな自分を見つけるための方法

［著］=リサ・M・ナジャヴィッツ
［監訳］=近藤あゆみ　松本俊彦　［訳］=浅田仁子

●B5判　●並製　●344頁　●定価 **4,200**円＋税
● ISBN978-4-7724-1741-9 C3011

トラウマとアディクションに苦しむ人びとと
家族，援助者のために回復のヒントや援助の工夫が
ちりばめられた実践的なワークブック。

生き延びるためのアディクション
嵐の後を生きる「彼女たち」へのソーシャルワーク

［著］=大嶋栄子

●A5判　●並製　●280頁　●定価 **3,600**円＋税
● ISBN978-4-7724-1727-3 C3011

四つの嗜癖行動パターンと
三つの回復過程モデルを手がかりに
女性依存症者たちが
身体と生活を取り戻すための援助論。

お母さんのための
アルコール依存症回復ガイドブック

［著］=ローズマリー・オコーナー
［監訳］=今村扶美　松本俊彦　［訳］=浅田仁子

●四六判　●並製　●270頁　●定価 **2,600**円＋税
● ISBN978-4-7724-1671-9 C3011

こんな母親になりたかったわけではないのに！
依存症から回復するためのさまざまなツールを解説します。

薬物依存臨床の焦点

[著]=松本俊彦

●A5判 ●上製 ●184頁 ●定価 **2,800**円+税
● ISBN978-4-7724-1496-8 C3011

薬物依存症克服のための
基本プログラム〈SMARPP〉を
開発した著者が臨床研究の成果と
効果的な治療指針をわかりやすく解説。

薬物離脱ワークブック

[監修]=松本俊彦 伊藤絵美
[著]=藤野京子 鷲野薫 藤掛友希 両全会薬物プログラム開発会

●B5判 ●並製 ●344頁 ●定価 **2,800**円+税
● ISBN978-4-7724-1576-7 C3011

薬物をやめるのは簡単だが
やめ続けるのは難しい。
本書は SMARPP とスキーマ療法を合わせた
薬物離脱のワークブックである。

よくわかる SMARPP
あなたにもできる薬物依存者支援

[著]=松本俊彦

●A5判 ●並製 ●200頁 ●定価 **1,800**円+税
● ISBN978-4-7724-1474-6 C3011

「取締から治療・回復支援へ」
薬物・アルコール依存症を処罰するだけでは限界がある。
新しい薬物依存症治療プログラム SMARPP（スマープ）の
理解のためのやさしい手引き。

CRA 薬物・アルコール依存への
コミュニティ強化アプローチ

[著]＝H・G・ローゼン　R・J・メイヤーズ　J・E・スミス
[監修]＝松本俊彦　[監訳]＝境泉洋　[訳]＝風間芳之

●B5判　●並製　●160頁　●定価 **3,000**円＋税
● ISBN978-4-7724-1650-4 C3011

コミュニティ強化アプローチ（CRA）は
スキナーによる，オペラント条件付けに基づく，
行動療法を活用した米国発祥の治療プログラムである。

薬物依存症の回復支援ハンドブック
援助者，家族，当事者への手引き

[著]＝成瀬暢也

●A5判　●並製　●230頁　●定価 **2,800**円＋税
● ISBN978-4-7724-1519-4 C3011

覚せい剤，大麻，シンナー，処方薬，危険ドラッグ。
経験豊富な依存症専門医が
当事者と家族のために
依存症治療の原則を説いたガイドブック。

あなたの飲酒をコントロールする
効果が実証された「100 か 0」ではないアプローチ

[著]＝ウィリアム・R・ミラー　リカルド・F・ミューノス
[監訳]＝齋藤利和

●B5判　●並製　●280頁　●定価 **2,400**円＋税
● ISBN978-4-7724-1684-9 C3011

飲酒をコントロールするための目標設定や
飲酒の引き金の同定と対処など
具体策を網羅した「減酒・断酒を実行するための百科事典」。